Nicola Hagen

Elterliche Wahrnehmung der Mundgesundheit

Nicola Hagen

Elterliche Wahrnehmung der Mundgesundheit

von ihren null- bis sechsjährigen Kindern im familiären Setting

Lehrbuchverlag

Cover image: www.ingimage.com

Publisher:
Der Lehrbuchverlag
is a trademark of
Dodo Books Indian Ocean Ltd. and OmniScriptum S.R.L publishing group

120 High Road, East Finchley, London, N2 9ED, United Kingdom
Str. Armeneasca 28/1, office 1, Chisinau MD-2012, Republic of Moldova, Europe
Managing Directors: Ieva Konstantinova, Victoria Ursu
info@omniscriptum.com

Printed at: see last page
ISBN: 978-620-0-45050-0

Kurzfassung

Hintergrund

Frühkindliche Karies (ECC) gilt als häufigste chronische Erkrankung weltweit. Diese wird definiert als Karies, welche sich am Milchzahn innerhalb der ersten drei Lebensjahren ansetzt. ECC hat erheblichen Einfluss auf die psychische und soziale Ebene von Einzelpersonen, Familien und Gesellschaften.

Familien wird eine Schlüsselrolle für die Mundgesundheit ihrer Kinder zugeschrieben. Eltern helfen dabei, frühzeitig im Leben ihres Kindes Mundgesundheitsgewohnheiten festzulegen und bestimmen auch, wann eine regelmäßige Zahnpflege eingeführt wird.

Ziel

Ziel dieser Forschungsarbeit ist es, zu untersuchen, wie Eltern die Mundgesundheit ihrer Kinder wahrnehmen und welche Faktoren, wie beispielsweise *Health Literacy*, dabei eine Rolle spielen, die die Wahrnehmung der Eltern und die Mundgesundheit beeinflussen.

Methodik

Für das Forschungsvorgehen wurde ein qualitatives Design gewählt. Zur Datenerhebung wurden ExpertInneninterviews durchgeführt, um die Wahrnehmung der Eltern abbilden zu können. Die Auswertung der Daten erfolgte nach der zusammenfassenden Inhaltsanalyse nach Mayring, welche die Kerninhalte des Ausgangsmaterials widerspiegelt. Der Prozess der Inhaltsanalyse wurde mit dem Softwareprogramm MAXQDA (2024) unterstützt.

Ergebnisse

Im Rahmen der Inhaltsanalyse konnten vier Hauptkategorien mit insgesamt zwölf Subkategorien herausgearbeitet werden. Diese Kategorien zeigen erlebte Phänomene der Eltern, wie erlebter Stress, wahrgenommene Reaktion auf kariesbedingten Schmerz beim Kind, wahrgenommene Auswirkung der Mundgesundheit und Unterstützungsmöglichkeiten bei der Mundgesundheit der Kinder.

Schlussfolgerung

Die Ergebnisse zeigen, dass Eltern eine Schlüsselrolle für die Mundgesundheit ihrer Kinder spielen. Weiters wurden praktische Implikationen für Kinderbetreuungseinrichtungen, Kinderärzte, Zahnärzte und die Politik beschrieben. Beispielsweise könnten einige Ideen der Eltern hinsichtlich der Unterstützungsmöglichkeiten, wie die Schaltung von kariespräventiver Werbung in sozialen Medien, verpflichtende Seminare für werdende Eltern, oder gezielte Informationsbroschüren für Eltern mit Kindern mit besonderen Bedürfnissen, strategisch umgesetzt werden.

Schlüsselwörter: *Frühkindliche Karies, Zahngesundheit von Kindern, Mundhygiene, Bildungsprogramm, Gesundheitskompetenz, Wahrnehmung, elterliche Fürsorge*

Abstract

Background

Early childhood caries (ECC) is considered the most common chronic disease worldwide. It is defined as caries that develops on primary teeth within the first three years of life. ECC has a significant impact on the psychological and social levels of individuals, families, and societies.

Families play a key role in the oral health of their children. Parents help establish oral health habits early in their child's life and also determine when regular dental care is introduced.

Aim

The objective of this research is to investigate how parents perceive their children's oral health and what factors, such as health literacy, play a role in influencing parents' perceptions and children's oral health.

Methods

A qualitative design was chosen for the research approach. Expert interviews were conducted to collect data and capture parents' perceptions. The data were analyzed using Mayring's summary content analysis, which reflects the core content of the initial material. The content analysis process was supported by the software program MAXQDA (2024).

Results

The content analysis identified four main categories with a total of twelve subcategories. These categories reveal the experiences of parents, such as experienced stress, perceived reactions to caries-related pain in the child, perceived impact of oral health, and support options for children's oral health.

Conclusion

The results indicate that parents play a key role in their children's oral health. Furthermore, practical implications for childcare facilities, pediatricians, dentists, and policymakers were described. For example, some ideas from parents regarding support options, such as preventive caries advertisements on social media, mandatory seminars for expectant parents, or targeted information brochures for parents with children with special needs, could be strategically implemented.

Keywords: *early childhood caries, child, dental health, oral hygiene, education program, health literacy, perception*, *parental care*

Inhaltsverzeichnis

Verzeichnis von Tabellen und Abbildungen

Abbildungen

Tabellen

Einleitung

Frühkindliche Karies (early childhood caries [ECC]) gilt als häufigste chronische Erkrankung weltweit (Bodenwinkler, Sax & Kerschbaum, 2017). Diese wird definiert als Karies, die sich am Milchzahn innerhalb der ersten drei Lebensjahren bildet (Kassenzahnärztliche Bundesvereinigung [KZBV] & Bundeszahnärztekammer [BZÄK], 2014).

Die ersten Milchzähne brechen etwa im Alter von sechs Monaten durch. Das Milchgebiss mit zwanzig Zähnen ist etwa mit 30 Monaten komplett (*World Health Organization* [WHO], 2019).

Gemäß der Definition der *American Academy of Pediatric Dentistry* ist frühkindliche Karies das Vorhandensein von einer oder mehreren kariösen, fehlenden oder gefüllten Zahnoberflächen (dmfs) im Milchzahn bei einem Kind unter sechs Jahren (Fong Lai, Wun Wong, Ming Wong & Yung Yiu, 2017).

Die Kariesprävalenz wird anhand der Werten DMFT/ dmft und DMFS/ dmfs kategorisiert (Bodenwinkler et al., 2017). Die Buchstaben DMFT stehen für „decayed, missing, filled teeth", übersetzt ins Deutsche „kariös, fehlende und gefüllte Milchzähne" (Kamiab, Kamalabadi & Fathhollahi, 2021).

Die Großbuchstaben beziehen sich auf die verbleibenden Zähne und die kleingeschriebenen Buchstaben auf die Milchzähne. T/t (Tooth) bezeichnet den Zahn als Untersuchungseinheit und S/s (Surface) bewertet jeden einzelnen Zahn (Bodenwinkler et al., 2017).

Die Bewertung dieser beiden Indikatoren in der Bevölkerung kann bei der zukünftigen Planung von Gesundheitsprogrammen zur Verbesserung des oralen Gesundheitszustands helfen (Kamiab, Kamalabadi & Fathhollahi, 2021).

Zahnkaries beeinträchtigt das Mund- und Allgemeinbefinden von Kindern ein Leben lang (Singh, Dubey, Rathore & Pandey, 2020).

ECC steht auch im Zusammenhang mit anderen häufigen Krankheiten im Kindesalter, vor allem aufgrund von Risikofaktoren, die mit anderen nichtübertragbaren Krankheiten (NCDs) gemeinsam sind, wie beispielsweise hoher Zuckerkonsum. Zahnkaries kann zu Abszessen führen und Zahnschmerzen verursachen, die die Ess- und Schlaffähigkeit beeinträchtigen. Ebenso kann die Lebensaktivität und das Wachstum von Kindern durch schlechte Mundgesundheit eingeschränkt werden (WHO, 2019).

ECC hat auch erheblichen Einfluss auf psychischer und sozialer Ebene von Einzelpersonen, Familien und Gesellschaften, was auch mit sozialer Ausgrenzung einhergehen kann (KZBV & BZÄK, 2014; WHO, 2019). Die Erkrankung betrifft die Milchzähne und die bleibenden Zähne, beeinflusst somit die allgemeine Gesundheit und Lebensqualität über den gesamten Lebensverlauf (WHO, 2019).

In allen WHO-Regionen ist eine beträchtliche Anzahl von Kindern von der Belastung durch Zahnkaries betroffen. In jüngerer Zeit wurden in einigen Untersuchungen Krankheitsfolgen erfasst, die durch schwere Karies mit Schmerzen und Abszessen verursacht wurden. Eine Infektion provoziert Zahnschmerzen, die dazu führen können, dass das Kind nicht essen kann und den Schlaf des Kindes und seiner Familie beeinträchtigt. Schwere Zahnkaries geht mit schlechtem Wachstum einher (WHO, 2019).

Trotz verstärkter Bemühungen zur Aufklärung über Zahngesundheit bleibt der Anteil der Kinder mit kariösen Milchzähnen erschreckend hoch. Karies in der frühen Kindheit ist immer noch eine der häufigsten Erkrankungen weltweit und betrifft 621 Millionen Kinder (Boukhobza, Stamm, Glatthor, Meißner, & Bekes, 2020).

Die Prävalenz von frühkindlicher Karies liegt in Industrieländern bei über zwölf Prozent, in Entwicklungsländern sogar bei 70 Prozent. Dies geht mit gesundheitlicher und sozialer Benachteiligung einher. Auch KZBV und BZÄK (2014) weisen auf eine durchschnittliche Prävalenz frühkindlicher Karies von zehn bis 15 Prozent in Deutschland hin. Global gesehen zeigt frühkindliche Karies eine Häufigkeit zwischen drei und 45 Prozent. In Österreich zeigt die Zahnstatuserhebung von Bodenwinkler et al. (2017) bei 45 Prozent der Sechs- und Siebenjährigen kariesbefallene Milchzähne.

Gründe, warum frühkindliche Karies nach wie vor besorgniserregend oft auftritt, beziehen sich unter anderem auf die unzureichenden Präventionsmaßnahmen, wie beispielsweise Information über Mundhygiene und Folgen von Karies, und Zahnversorgung von Kleinkindern zwischen null und drei Jahren (KZBV & BZÄK, 2014).

In der Studie von Xiao et al. (2019) konnten verschiedene Risikofaktoren identifiziert werden, die von den Eltern der Kinder beeinflusst werden könnten, wie beispielsweise die Ernährung, soziales Umfeld der Familie, allgemeines Gesundheitsverhalten, sozioökonomischer Status, genetische Faktoren, physische und psychische Merkmale und Gesundheitszustand der Eltern.

Besonders bei Kindern und Jugendlichen spielt die soziale Umgebung eine elementare Rolle bei der Entscheidungsfindung und aufgrund dessen die Gestaltung ihres Gesundheitsverhaltens. Die Familie, insbesondere die Eltern, sind ein wesentlicher Bestandteil dieser Umgebung und haben großen Einfluss auf deren Entscheidungen hinsichtlich ihrer Gesundheit (Institut für Gesundheitsförderung und Prävention [IfGP], 2017).

Die Autoren Isong, Luff, Perrin, Winickoff & Ng (2012) schreiben Familien ebenso eine Schlüsselrolle für die Mundgesundheit ihrer Kinder zu. Eltern helfen dabei, frühzeitig im Leben ihres Kindes Mundgesundheitsgewohnheiten festzulegen und bestimmen auch, wann eine regelmäßige Zahnpflege eingeführt wird. Die Überzeugungen der Eltern und ihre Selbstwirksamkeit bestimmen, ob und in welchem Ausmaß sie sich an mundgesundheitsfördernden Verhaltensweisen beteiligen (Isong, Luff, Perrin, Winickoff & Ng, 2012).

Eltern sind nicht nur für ihre eigene Gesundheit, sondern auch für die Gesundheit ihrer Kinder verantwortlich. Untersuchungen deuten auf einen Zusammenhang zwischen niedriger *Health Literacy (HL)* der Eltern und einer schlechteren Mundgesundheit der Kinder hin (de Buhr & Tannen, 2020).

Die Fähigkeit, gesundheitsförderliche Entscheidungen zu treffen, steht im Mittelpunkt vieler Definitionen von *Health Literacy*. Bei Kindern und Jugendlichen ist es schwierig abzuwägen, ab welchem Zeitpunkt sie die Verantwortung für ihre eigene Gesundheit übernehmen und Entscheidungen treffen können und welche Konsequenzen dies zur Folge hat (IfGP, 2017).

Verwandte Studien zeigen, dass eine höhere Mundgesundheitskompetenz der Eltern sowohl ihre eigene, als auch die Mundgesundheit ihrer Kinder positiv beeinflusst (Wang, Inglehart & Yuan, 2022).

Problembeschreibung mit Public Health Relevanz

Die Art und Weise, wie Familien ihre Mundgesundheit wahrnehmen, hat direkte Auswirkungen auf das allgemeine Gesundheitswesen, indem sie wichtige Einblicke in präventive Maßnahmen, familiäre Unterstützung, Gesundheitsaufklärung und die Überwachung der Gesundheit liefern. Eine positive Sichtweise auf die Mundgesundheit von Kindern kann dazu beitragen, das Bewusstsein für die Bedeutung von Maßnahmen wie regelmäßigem Zähneputzen, einer ausgewogenen Ernährung und regelmäßigen Zahnarztbesuchen zu schärfen. Familien können durch gezielte Maßnahmen dabei unterstützt werden, die Mundgesundheit ihrer Kinder zu verbessern, was letztendlich zu einer Reduzierung von Karies und anderen Mundkrankheiten führen kann.

Auf der Ebene der öffentlichen Gesundheit können verschiedene Programme und Maßnahmen entwickelt werden, um die Mundgesundheit von Kindern zu fördern. Dazu gehören beispielsweise Schulungskampagnen für Eltern und BetreuerInnen, Gesundheitsprogramme an Schulen, verbesserte Zugänglichkeit zur zahnärztlichen Versorgung für benachteiligte Bevölkerungsgruppen sowie Überwachungssysteme zur Erfassung von Daten zur Mundgesundheit. Durch die Förderung der Mundgesundheit von Kindern können langfristig Gesundheitskosten gesenkt und die Lebensqualität verbessert werden (Aguinis, Gottfredson & Pollack, 2022).

Die zahnärztlichen Gesundheitsgewohnheiten der Eltern beeinflussen die Mundgesundheit ihrer Kinder maßgeblich. Programme zur mündlichen Gesundheitserziehung, die auf präventive Maßnahmen abzielen, sind erforderlich, um den Kindern nicht nur eine angemessene Mundgesundheit, sondern auch eine bessere Lebensqualität zu bieten. Besondere Aufmerksamkeit sollte der gesamten Familie geschenkt werden, hinsichtlich ihres Lebensstils und ihrer Mundhygienegewohnheiten. Schlüsselelemente, welche einen besonderen Einfluss auf das Mundgesundheitsverhalten und den Mundgesundheitszustand von Kindern zeigten, sind laut Müller & Schmidt (2019) elterliche Einstellungen zur Mundgesundheit, allgemeines Wissen und Gesundheitszustand, wobei den Verhaltensweisen der Eltern als wichtigste Komponente angesehen werden soll, so die AutorInnen der Studie. Es zeigt sich somit, dass Kinder Verhaltensweisen von ihren Eltern lernen und ihr eigenes Mundgesundheitsverhalten demnach von dem Mundgesundheitsverhalten der Eltern abhängt.

Munderkrankungen bei Kindern stellen immer noch ein großes Problem der öffentlichen Gesundheit dar, das sich negativ auf die Lebensqualität von Eltern und ihren Kindern auswirken kann. Obwohl orale Erkrankungen weitgehend vermeidbar sind, können erste Anzeichen bereits im ersten Lebensjahr festgestellt werden und ihre Schwere kann mit der Zeit zunehmen, wenn keine vorbeugenden Maßnahmen ergriffen werden (Rodrigues, Olegario, Assunção & Bönecker, 2022).

Österreich hat sich mit der Gründung des Fond Gesundes Österreich (FÖG) zum Ziel gemacht, Gesundheitsförderung und Prävention für die Bevölkerung greifbarer zu machen um den Menschen mehr Bewusstsein für ihre Gesundheit zu ermöglichen. Allen voran steht hier die WHO mit der Ottawa Charta (Bundesministerium für Arbeit, Soziales, Gesundheit und Konsumentenschutz [BMASGK], 2019).

Die WHO beschreibt die positive Auswirkung der Vermeidung von ECC und definiert Mundgesundheit als den Zustand von Mund, Zähnen und orofazialen Strukturen, der es dem Einzelnen ermöglicht, wesentliche Funktionen wie Essen, Atmen und Sprechen auszuführen, und umfasst psychosoziale Dimensionen wie Selbstvertrauen, Wohlbefinden und die Fähigkeit dazu Kontakte knüpfen, ohne Schmerzen und Unbehagen zu arbeiten. Die Mundgesundheit variiert im Laufe des Lebens vom frühen Leben bis ins hohe Alter. Sie ist ein wesentlicher Bestandteil der allgemeinen Gesundheit und unterstützt den Einzelnen bei der Teilhabe an der Gesellschaft und der Entfaltung seines Potenzials (WHO, 2022).

Die Literatur von KZBV & BZÄK (2014) erkennt, dass die Vermeidung von frühkindlicher Karies sich beim Kleinkind positiv auf den weiteren Lebensverlauf hinsichtlich Herzinfarktrisiko, Immunsystem und allgemeines Wohlbefinden auswirkt.

Hervorzuheben ist, dass Karies als Folge schlechter Mundgesundheit nicht reversibel ist, deshalb ist die Prävention und die Steigerung der Gesundheitskompetenz essenziell (Bodenwinkler et al., 2017). Da Eltern einen wesentlichen Beitrag zur Kariesprävention leisten können, ist die Prävention auf familiärer Ebene sehr wichtig (IfGP, 2017).

Auch die WHO (2019) unterstreicht die Wichtigkeit des Bewusstseins für die Mundgesundheit und die Aufmerksamkeit der Eltern für die ECC- Prävention können durch Gesundheitskommunikation und die Bereitstellung fundierter Informationen über Krankheiten und Interventionen geschärft werden.

Resultierend aus den oben erwähnten Erkenntnissen zeigt sich die Wichtigkeit einer guten Wissensvermittlung für die Eltern, im Sinne von *Health Literacy*.

Fast alle Risikofaktoren für ECC sind modifizierbar. Sie können in Kinder-, Familien- und Gemeinschaftseinflüsse eingeteilt werden, sofern das Bewusstsein geschaffen wird und die Wahrnehmung stattfindet (WHO, 2019).

Methodik der Literatursuche

Für die Identifizierung relevanter Literatur findet eine systematische Literaturrecherche in diversen Datenbanken, wie beispielsweise Pubmed via Medline, DIMDI, CINAHL. Für den Suchprozess werden Schlüsselwörter, wie *early childhood caries, child, dental health, oral hygiene, education program, health literacy, perception* und *parental care* eingesetzt. Mit Unterstützung der Bool´schen Operatoren wird nach relevanten Treffern gesucht. Weiters wird Literatur aus Google Scholar verwendet. Um eine umfassende Abdeckung der Literatur zu gewährleisten wird auch in der Universitätsbibliothek nach Fachliteratur gesucht.

Einschluss- und Ausschlusskriterien

Die gefundenen Studien werden anhand von Ein- und Ausschlusskriterien den PCC- Elementen (Population, Konzept, Kontext) entsprechend überprüft, um die Relevanz für diese Arbeit festzustellen. Für die Auswahl der inkludierten Studien werden nur deutsch- und englischsprachige Studien berücksichtigt, welche ab 2014 veröffentlicht wurden. Mit den oben aufgezählten Schlüsselwörtern wurden Studien gewählt, die sich mit frühkindlicher Karies befassten, sich auf Eltern und deren Fürsorge fokussierten und die Mundgesundheit von Kindern untersuchten. Ausgeschlossen wurden Studien, die sich mit Karies im Allgemeinen und mit der Mundgesundheit von Erwachsenen befassten und nicht Eltern als Fürsorgepersonen im Fokus hatten. Die daraus gefundenen Studien, welche den Ein- und Ausschlusskriterien entsprachen, wurden dann in Volltext gelesen. Jede in die Literaturanalyse einbezogene Studie wurde mithilfe des Studienbewertungstools CASP (*Critical Appraisal Skills Programme*) einer kritischen Bewertung unterzogen. Die relevanten Informationen aus den ausgewählten Studien werden im nächsten Schritt extrahiert und zusammengefasst.

Literaturanalyse mit Stand der Forschung

Prävention gilt in vielen Studien als Schlüssel in der Bekämpfung von frühkindlicher Karies. Diese kann in drei Phasen gegliedert werden. Zur primären Prävention gehört die Verbesserung der Mundgesundheitskompetenz von Eltern, die Begrenzung des Konsums von Zucker in Getränken und Lebensmitteln bei Kindern sowie die tägliche Exposition gegenüber Fluoriden. Die Sekundärprävention besteht in der wirksamen Kontrolle anfänglicher Läsionen vor der Kavitation, einschließlich häufigere Fluoridlackanwendungen und der Anwendung von Grübchen- und Fissurenversiegelungsmittel auf anfälligen Backenzähnen. Die Tertiärprävention umfasst die Stillung kavitierter Läsionen und die zahnerhaltende operative Versorgung (Pitts et al., 2019).

Die Präventions- und Kontrollansätze der ECC reichen von der Änderung des persönlichen Verhaltens über die Arbeit mit Familien und Betreuern bis hin zu Lösungen im Bereich der öffentlichen Gesundheit wie der Entwicklung von Gesundheitsrichtlinien, der Schaffung unterstützender Umgebungen sowie der

Gesundheitsförderung und der Ausrichtung der Gesundheitsdienste auf eine allgemeine Gesundheitsversorgung (WHO, 2019).

Es ist essentiell, dass Eltern ihren Kindern ab dem ersten Zahn regelmäßig mit fluoridierter Zahnpasta die Zähne putzen, um sie so langsam daran zu gewöhnen. Dadurch wird Zähneputzen zur täglichen Routine (Berg et al., 2021).

Fluorid ist ein Schlüsselwirkstoff zur Verringerung der Prävalenz und Schwere von Zahnkaries. Der wirksame Einsatz von Fluorid wird von der WHO nachdrücklich unterstützt (WHO, 2019).

Die steigende Menge an Informationen und Angeboten im Bereich gesundheitsbezogener Produkte und Behandlungsmöglichkeiten kann positiv betrachtet werden, da sie den Zugang zu Gesundheitslösungen erleichtert. Allerdings besteht auch die Gefahr, dass Menschen überfordert werden, wenn sie Entscheidungen zur eigenen Gesundheit oder der Gesundheit ihrer Familienmitglieder treffen müssen (Bundesministerium für Soziales, Gesundheit, Pflege und Konsumentenschutz, 2021).

Forschungslücke

Die Forschungsfrage, welche Wahrnehmung Eltern von der Mundgesundheit ihrer Kinder haben, ist bislang in der Wissenschaft noch nicht vollständig geklärt.

Es gibt Studien, die die Relevanz der Gesundheitskompetenz beschreiben, nicht aber, welche Wahrnehmung die Eltern von der Mundhygiene derer Kinder haben. Im nächsten Absatz wird auf diese Studien Bezug genommen. Die Literatur macht deutlich, dass die elterliche Wahrnehmung der Mundgesundheit ihrer eigenen Kinder noch ein relativ unerforschtes Gebiet der Literatur von Public Health ist.

De Buhr & Tannen (2020) konzentrierten sich auf die elterliche Mundgesundheitskompetenz. Die AutorInnen fanden Zusammenhänge zwischen einer geringeren elterlichen Mundgesundheitskompetenz und höheren Raten von Zahnkaries bei Kindern sowie einer schlechteren mundgesundheitsbezogenen Lebensqualität.

Kinder sind von ihren Eltern bis zu ihrer eigenen Selbständigkeit abhängig um eine gesunde Lebensweise zu erlernen. Sie können darunter leiden, wenn das Wissen und die Fähigkeiten ihrer Eltern zur Erfüllung dieser Aufgaben nicht ausreichen. Die elterliche Alphabetisierung gilt als ein wichtiger Aspekt für gesundheitliche Unterschiede bei Kindern. Die Forschung stellt Zusammenhänge zwischen einer geringen elterlichen Gesundheitskompetenz und ungedeckten Gesundheitsversorgungsbedürfnissen von Kindern, unnötigen Besuchen in Notaufnahmen, ineffektiver Verletzungsprävention, Fehlern bei der Verabreichung von Medikamenten sowie schlechter Ernährung in der Kindheit her (de Buhr & Tannen, 2020).

In der Arbeit von Wang, Inglehart & Yuan (2022) wurde untersucht, wie sich das Niveau der Mundgesundheitskompetenz der Eltern auf ihre eigene Mundgesundheit und die Mundgesundheit ihrer Kinder auswirkt. Obwohl die genaue Beziehung zwischen Alphabetisierung und Mundgesundheitsergebnissen nicht nachgewiesen wurde, wird OHL (Mundgesundheitskompetenz) zunehmend als eine Komponente von Ungleichheiten in der Mundgesundheit anerkannt (Wang, Inglehart & Yuan, 2022).

De Buhr & Tannen (2020) konnten in ihrer Untersuchung den Zusammenhang zwischen der Gesundheitskompetenz der Eltern und der Gesundheit von Kindern bestätigen.

Eine weitere Literatur zeigt die fehlende Wahrnehmung der Eltern über den Mundgesundheitsstatus ihrer Kinder. Die Autoren der Studie berichten, dass es den Eltern an ausreichenden Kenntnissen über Mundgesundheit mangelt und sie nur über begrenzte Kenntnisse über Verhaltensweisen verfügen, die zu ECC beitragen. Dieser Mangel an Wissen war in allen sozioökonomischen Gruppen weit verbreitet und wurde von vielen Eltern als wichtiger Faktor für den ECC ihres Kindes angesehen. Die Ergebnisse von Isong, Luff, Perrin Winickoff & Ng (2012) weisen darauf hin, dass viele Eltern das Gefühl hatten, alles richtig zu machen und waren schockiert, als ihr Kind Karies bekam, da ihnen das Wissen über die Ätiologie von Karies nicht bekannt war.

Familien spielen auch eine wichtige Rolle für die Mundgesundheit von Kindern. Eltern helfen dabei, frühzeitig im Leben ihres Kindes Mundgesundheitspraktiken festzulegen und bestimmen auch, wann eine regelmäßige Zahnpflege eingeführt werden soll. Die Überzeugungen der Eltern und ihre Selbstwirksamkeit bestimmen, in welchem Ausmaß sie sich an mundgesundheitsfördernden Verhaltensweisen beteiligen.

Die Fragestellung der vorliegenden Masterthesis zeigt aufgrund mangelnden Forschungsarbeiten über die Wahrnehmung den Mundgesundheitsstatus von Eltern ihrer eigenen Kinder eine Forschungslücke auf, und begründet somit die Notwendigkeit des Forschungsvorhabens.

Forschungsfragen und Zielsetzung

Die Forschungsarbeit beschäftigt sich mit folgender Forschungsfrage:

1. *Welche Wahrnehmung haben Eltern hinsichtlich der Mundgesundheit ihrer null- bis sechsjährigen Kinder im familiären Setting?*
2. *Welche Einflüsse und Faktoren spielen bei der elterlichen Fürsorge zur Mundgesundheit ihrer Kinder eine Rolle?*

Ziel dieser Forschungsarbeit ist es zu untersuchen, wie Eltern die Mundgesundheit ihrer Kinder wahrnehmen und welche Faktoren, wie beispielsweise *Health Literacy*, dabei eine Rolle spielen, die die Wahrnehmung der Eltern und die Mundgesundheit beeinflussen. Dabei wird der Fokus auf den Phänomenen Mundgesundheit von Kindern, Elterliche Fürsorge und Wahrnehmung sein.

Somit ergibt sich die weitere Zielsetzung der vorliegenden Arbeit, nämlich die Wichtigkeit von Gesundheitskompetenz der Eltern aufzuzeigen, um die Mundgesundheit der Kinder zu verbessern. Es geht um die Sensibilisierung für die Relevanz der Stärkung der Gesundheitskompetenz der Eltern. Die vorliegende Arbeit trägt zur Sichtbarmachung der Forschungsfrage bei, welche Wahrnehmung Eltern von der Mundgesundheit ihrer Kinder haben und was diese beeinflusst, wie beispielsweise die elterliche Gesundheitskompetenz.

Theoretische Positionierung

Der phänomenologische Forschungsansatz zielt darauf ab, die subjektiven Erfahrungen von Menschen zu verstehen und zu beschreiben, indem man ihre persönlichen Perspektiven und Interpretationen berücksichtigt. Als Analyseverfahren werden beispielsweise Interviews, Tagebuchstudien oder Reflexionen durchgeführt, um die einzigartigen Lebenserfahrungen der TeilnehmerInnen zu erfassen und zu analysieren. Dies ermöglicht es, Strukturen und Muster in den einzelnen Erfahrungen zu identifizieren (Creswell & Poth, 2018).

Dieses Kapitel befasst sich mit dem theoretischen Hintergrund des Forschungsthemas, welche anhand von relevanter Literatur gestaltet wird. Der Fokus liegt hierbei auf den Phänomenen elterliche Fürsorge, Wahrnehmung und Mundgesundheit von Kindern. Die einzelnen Phänomene werden in Kapitel dargestellt.

Phänomen Wahrnehmung

Wahrnehmung bezieht sich auf das Erfassen von sensorischen Informationen über die Welt um uns herum, unsere Umgebung und unseren eigenen Körper.

Die Wahrnehmung und die Interpretation sind zwei kognitive Prozesse, die zusammen die Erfahrung unserer Welt ausmachen. Die Unterscheidung zwischen den Sinnesempfindungen, die als Grundbausteine der Wahrnehmung betrachtet wurden, ist veraltet und wurde durch die Gestalt- und Ganzheitspsychologie überholt.

Nach der Gestaltpsychologie ist Wahrnehmung ein fortschreitender Prozess der Unterscheidung und Strukturierung von kognitiv-affektiven Eindrücken zu prägnanten Formen mit spezifischer Bedeutung.

Sinnesorgane und das Gehirn ermöglichen die Erfassung von wahrnehmbaren Reizen wie Sehen, Hören, Riechen, Schmecken und Tasten. Die verschiedenen Körperempfindungen sind unterschiedlich in ihrer Fähigkeit zur Unterscheidung (epikritische Sensibilität, die qualitative, quantitative und lokalisierende Unterscheidungen umfasst, im Gegensatz zur protopathischen Sensibilität, die weniger strukturiert ist und Dinge wie Wärme und Schmerz umfasst). Zu den Sinnesorganen gehören Rezeptoren, Nerven für die Reizweiterleitung und bestimmte Gehirnstrukturen wie die primären Projektionsfelder im Großhirn.

Unser Bewusstsein bewertet das Wahrgenommene und bildet daraus ein Realitätsurteil. Jeder wahrgenommene Eindruck wird in einen größeren Zusammenhang eingebettet. Im Prozess der Wahrnehmung erkennen wir strukturierte Formen und Gesamtheiten. Einzelne Teile erhalten ihre Bedeutung und Sinn aus dem Kontext des Ganzen, das mehr ist als die Summe seiner Teile.

Die wahrgenommene Gestalt hat eine bestimmte Bedeutung und affektive Resonanz für uns, die von der Situation und unserer Lebensgeschichte abhängt. Unsere Stimmung, Gefühlslage und Motivation beeinflussen unsere Wahrnehmung maßgeblich. Unsere früheren Lebenserfahrungen prägen unsere Wahrnehmung. Das Gedächtnis spielt eine wichtige Rolle beim Einordnen, Vergleichen und Gewichten von Informationen (Scharfetter, 2020).

Phänomen elterliche Fürsorge

Elterliche Fürsorge umfasst die physische, emotionale, soziale und intellektuelle Betreuung, die Eltern ihren Kindern bieten, um deren Wohlbefinden und Entwicklung zu fördern. Dies beinhaltet die Bereitstellung grundlegender Bedürfnisse wie Nahrung, Unterkunft und Sicherheit sowie die Förderung liebevoller Beziehungen und einer angemessenen Erziehung (Maccoby & Martin, 2016).

Die Familie stellt für das Kind die primäre Lernquelle über Gesundheits- und Risikofaktoren dar. Das Bewusstsein für die Mundgesundheit und die Aufmerksamkeit der Eltern für die ECC-Prävention können durch Gesundheitskommunikation und die Bereitstellung fundierter Informationen über Krankheiten und Interventionen geschärft werden (WHO, 2019).

Einen wesentlichen Einfluss darauf, wie Eltern sich um die Zähne ihrer Kinder kümmerten, waren ihre persönlichen Erfahrungen und Praktiken im Bereich der Mundgesundheit (Isong, Luff, Perrin, Winickoff & Ng, 2012).

Die Literatur unterstreicht den signifikanten Zusammenhang zwischen der Mundgesundheit der Eltern und der ihrer Kinder, zwischen den Mundgesundheitskompetenzen der Eltern und ihrer Einstellung zur Mundgesundheitserziehung ihrer Kinder (Zahnputzgewohnheiten und ausgewogene Ernährung). Die Einstellungen der Eltern zur Mundgesundheit stehen im Zusammenhang mit der Häufigkeit von Zahnkaries bei Kleinkindern (Dieng, Cisse, Lombrail & Azogui- Lévy, 2020).

Die soziale Umgebung spielt insbesondere bei Kindern und Jugendlichen eine wesentliche Rolle dabei, wie sie zu ihren Entscheidungen finden, die letztlich ihr (Gesundheits-) verhalten bestimmen. Die Fähigkeit, Entscheidungen zu treffen, die zur Erhaltung oder Verbesserung der Gesundheit beitragen, steht im Mittelpunkt vieler Definitionen von Gesundheitskompetenz. Bei Kindern und Jugendlichen ist es schwierig abzuwägen, ab welchem Zeitpunkt sie die Verantwortung für ihre eigene Gesundheit übernehmen können und ergo dessen selbst Entscheidungen treffen, und welche Konsequenzen und Einfluss deren Entscheidungen in Folge haben. Besonders bei Kindern und Jugendlichen spielt die soziale Umgebung eine elementare Rolle bei der Entscheidungsfindung und aufgrund dessen die Gestaltung ihres Gesundheitsverhaltens. Die Familie, insbesondere die Eltern, sind ein wesentlicher Bestandteil dieser Umgebung und haben großen Einfluss aus deren Entscheidungen hinsichtlich ihrer Gesundheit (IfGP, 2017).

Die Rechte und Pflichten zwischen Eltern und Kindern sind vorwiegend im Allgemeinen Bürgerlichen Gesetzbuch (ABGB). Eltern und Kinder haben beidseitige Unterstützung zu gewähren und einen respektvollen Umgang miteinander. Die Eltern haben die Pflicht für das Kindeswohl minderjährige Kinder zu sorgen, indem diese Fürsorge, Sicherheit und eine adäquate Erziehung erfahren. Dies frei von jeglicher körperlichen oder seelischen Gewalt. Das Wohl des Kindes steht an oberster Stelle und die Eltern haben verantwortungsvoll dafür Sorge zu tragen, dass dies durch angemessene Versorgung (wie beispielsweise Nahrung, Pflege und Mundpflege) gewährleistet ist, sodass sich das Kind altersentsprechend entwickeln kann (Amt der oberösterreichischen Landesregierung, 2022).

Gesundheitskompetenz

Der Bereich der Gesundheitskompetenz ist ein relativ neues Forschungsgebiet, welches auf die 1970er Jahre zurückgeht. Zunächst orientierte sich der oben genannte Begriff stark an einem klassischen *Literacy-Begriff*, der sich auf grundlegende Lese- und Schreibfähigkeiten konzentrierte. Später wurde der Begriff der *Functional Literacy* eingeführt. Dieser bezieht sich auf die Fähigkeit, einfache Lese-, Schreib- und Rechenfertigkeiten so anzuwenden, um in der Gesellschaft und im Alltag funktionieren zu können und persönliche Ziele sowie Potenziale entfalten zu können (IfGP, 2017).

Der Begriff Gesundheitskompetenz umfasst Wissen, Antrieb und Fähigkeiten, die es ermöglichen, relevante Gesundheitsinformationen zu suchen, zu begreifen, zu bewerten und in den Alltag umzusetzen um fundierte Einschätzungen vornehmen zu können und Entscheidungen zu treffen, die die Lebensqualität über den gesamten Lebensverlauf hinweg erhalten und steigern (Bundesministerium für Gesundheit und Frauen, 2017).

Zu der Definition von *Health Literacy* wurde der Begriff *Functional Literacy* mit klinischen und medizinischen Aspekten hinzugefügt. Gesundheitskompetenz umfasst somit beispielsweise die Fähigkeit, Einverständniserklärungen und Beipackzettel von Medikamenten zu lesen und zu verstehen, ebenso wie die Befähigung, verbale und schriftliche Informationen von Ärzten, oder Angehörigen der Gesundheitsberufe kognitiv verarbeiten zu können und medizinischen Anweisungen, wie Medikamenteneinnahme adäquat umzusetzen. Allgemein gesprochen bezieht sich *Health Literacy* darauf, die Fähigkeit zu besitzen, Gesundheitsinformationen zu lesen, zu verstehen und effektiv anzuwenden (IfGP, 2017).

Um die Jahrtausendwende veränderte sich das Verständnis von Gesundheitskompetenz bedeutend. Dieser Wandel wurde durch die Weltgesundheitsorganisation (WHO) initiiert. Es kam zu einer

Begriffserweiterung und wurde aus seinem bislang klinischen Kontext herausgelöst. Inspiriert von Elementen der Gesundheitsförderung wurde dieser sodann als *gesundheitsbezogene Lebenskompetenz* definiert. Es kam zu einer Zunahme an wissenschaftlichen Studien, Modellen und Definitionen. Daraus resultiert eine uneinheitliche Verwendung des Begriffs, was auch heute noch Thema ist. Dies erschwert die Vergleichbarkeit der Aussagen über Gesundheitskompetenz (IfGP, 2017).

Mundgesundheitskompetenz

Die Verfasser der Studie von Fong Lai, Wun Wong, Ming Wong & Yung Yiu (2017) erweitern den Begriff der Gesundheitskompetenz um die Orale Gesundheitskompetenz (OHL), welche eine Teilmenge der Gesundheitskompetenz ist. Diese wird definiert als der Grad, indem Einzelpersonen in der Lage sind, grundlegende Informationen und Dienstleistungen zur oralen und kraniofazialen Gesundheit zu erhalten, zu verarbeiten und zu verstehen, die erforderlich sind, um angemessene Gesundheitsentscheidungen zu treffen. Die AutorInnen befragten die Eltern von Kindern zwischen drei und sechs Jahren zur Demografie der Eltern, zum Gesundheitswissen der Eltern und zur mundgesundheitsbezogenen Lebensqualität des Kindes (Fong Lai, Wun Wong, Ming Wong & Yung Yiu, 2017).

Die AutorInnen von der Untersuchung von Wang, Inglehart, & Yuan (2022) erstellten eine Umfrage für Eltern von Kindern zwischen vier und sieben zur Bewertung der Mundgesundheit der Kinder, dem mundgesundheitsbezogenen Verhalten und Wissen und zur Ernährung ihrer Kinder. Die Mundgesundheitskompetenz wurde anhand der ermittelten oralen Mundgesundheit der Eltern und der Kinder ermittelt (Wang Inglehart & Yuan, 2022).

Mundgesundheitskompetenz bezieht sich auf die Fähigkeit einer Person, Informationen über Mundgesundheit zu verstehen, zu bewerten und anzuwenden, um fundierte Entscheidungen zu treffen, die ihre Mundgesundheit fördern. Dies umfasst das Verständnis von grundlegenden Mundhygienepraktiken, die Fähigkeit, Risiken für Mundkrankheiten zu erkennen und zu vermeiden, sowie die Fähigkeit, die Bedeutung von regelmäßigen Zahnarztbesuchen und anderen präventiven Maßnahmen zu erkennen (Health Literacy in Dentistry Working Group, 2013).

Phänomen Mundgesundheit von Kindern

Besonders bei Kindern und Jugendlichen spielt die soziale Umgebung eine elementare Rolle bei der Entscheidungsfindung und aufgrund dessen die Gestaltung ihres Gesundheitsverhaltens. Die Familie, insbesondere die Eltern, sind ein wesentlicher Bestandteil dieser Umgebung und haben großen Einfluss aus deren Entscheidungen hinsichtlich ihrer Gesundheit (IfGP, 2017).

Eine Vielzahl von Faktoren ist für die Gesundheit eines Menschen verantwortlich, die körperliche, psychische und soziale Ebenen betreffen. Durch ausreichende Schutzfaktoren und reduzierte Risikofaktoren kann sich ein Kind viel eher körperlich, psychisch und positiv gut und gesund entwickeln. Rahmenbedingungen, welche die Gesundheit, Bildung, Soziales und Migration betreffen, haben großen Einfluss auf die physische und psychische Entwicklung des Kindes. Da die Familie als bedeutendes soziales Netzwerk fungiert, fokussiert sich die frühkindliche Gesundheitsförderung und Prävention auf Familien. Bei der Hilfestellung von Kindern mit deren Familien geht es um die Stärkung der verfügbaren Ressourcen und der Förderung positiver Gesundheitsaspekte (Bundesamt für Gesundheit [BAG], 2018 & WHO, 2022).

Kinder aus sozioökonomisch benachteiligten Familien, sind mit mehr Risikofaktoren konfrontiert und haben weniger verfügbare Ressourcen hinsichtlich Krankheitsprävention und Gesundheitsförderung. Dies macht ihr „gesundes" Aufwachsen herausfordernd. Um sozioökonomische benachteiligte Familien erreichen zu können ist es elementar interdisziplinär vernetzt zu sein und effektiv zusammenzuarbeiten. Denn je früher eine niederschwellige Unterstützung angeboten wird, desto größer sind die zu erwartenden positiven Auswirkungen (BAG, 2018).

Die WHO definiert Mundgesundheit als den Zustand von Mund, Zähnen und orofazialen Strukturen, der es dem Einzelnen ermöglicht, wesentliche Funktionen wie Essen, Atmen und Sprechen auszuführen, und umfasst psychosoziale Dimensionen wie Selbstvertrauen, Wohlbefinden und die Fähigkeit dazu Kontakte knüpfen und ohne Schmerzen, Unbehagen und Peinlichkeit arbeiten. Die Mundgesundheit variiert im Laufe des Lebens vom frühen Leben bis ins hohe Alter, ist ein wesentlicher Bestandteil der allgemeinen Gesundheit und unterstützt den Einzelnen bei der Teilhabe an der Gesellschaft und der Entfaltung seines Potenzials (WHO, 2022).

Besorgt über die mangelnde Aufmerksamkeit für Munderkrankungen verabschiedete die Weltgesundheitsversammlung im Mai 2021 eine historische Resolution in der sie anerkennt, dass die Mundgesundheit fest in der Agenda für nichtübertragbare Krankheiten (NCD) verankert sein sollte und dass Interventionen zur Mundgesundheitspflege ein fester Bestandteil der Agenda sein sollten in Programmen zur allgemeinen Gesundheitsversorgung (UHC) enthalten (WHO, 2022).

Frühkindliche Karies gilt wie andere Kariesformen als eine biofilmvermittelte, zuckerbedingte, multifaktorielle, dynamische Erkrankung, die zu einem Ungleichgewicht von Demineralisierung und Remineralisierung des Zahnhartgewebes führt. Zahnkaries wird durch biologische, verhaltensbezogene und psychosoziale Faktoren verursacht, die mit der Umgebung einer Person zusammenhängen. ECC weist gemeinsame Risikofaktoren mit anderen nichtübertragbaren Krankheiten (NCDs) auf, die mit übermäßigem Zuckerkonsum verbunden sind, wie etwa Herz-Kreislauf-Erkrankungen, Diabetes und Fettleibigkeit. Eine übermäßige Zufuhr von Zucker führt zu einer längeren Säureproduktion durch an den Zähnen haftende Bakterien und zu einer Verschiebung der Zusammensetzung der oralen Mikrobiota und des pH-Werts des Biofilms. Bei längerer Dauer werden Zahnstrukturen demineralisiert. ECC ist in einigen Fällen mit Entwicklungsdefekten des Zahnschmelzes verbunden (Pitts et al., 2019).

Streptococcus mutans (*S. mutans*) ist einer der Hauptverursacher menschlicher Zahnkaries und kommt hauptsächlich in Biofilmen vor, die sich auf den Zahnoberflächen bilden und auch als Zahnbelag bezeichnet werden. Die Autoren der Studie Lemos et al. (2019) konzentrierten sich funktionelle Studien von *S. mutans* auf das Verständnis der molekularen Mechanismen, wie die der Organismus einsetzt, um robuste Biofilme auf Zahnoberflächen zu bilden, wie beispielsweise die Verstoffwechselung von Kohlenhydraten aus der Nahrung zahlreiche und (häufige) Umweltprobleme, die in oralen Biofilmen auftreten.

Xiao et al. (2019) beschreiben ebenfalls *S. mutans* als wichtigstes kariogenes Bakterium in der Entstehung von ECC. Dieses Bakterium wird durch die Ernährung beeinflusst. Studien haben gezeigt, dass unbehandelte mütterliche Karies und ein höherer Anteil an *S. mutans* im Speichel das Risiko für ECC bei Kindern erhöhen. Das Ernährungs- und Mundhygieneverhalten von Kindern hängt vom Wissen, den Überzeugungen und Verhaltensweisen der Eltern oder Erziehungsberechtigten über Mundgesundheit ab (Xiao et al., 2019).

Die daraus resultierenden körperlichen Folgen sind starke Schmerzen, Kieferentwicklungsstörungen, Entzündungen im Mundbereich, Schaden an den übrigen Zähnen, Sprachentwicklungsstörungen, schmerzhafter und gestörter Kau- und Schluckvorgang und Nährstoffmangel. Die Sanierung bedarf oftmals aufgrund der erschwerten Kooperation des Kleinkindes eine Vollnarkose (KZBV & BZÄK, 2014).

Wie die Autoren der Studie von Berg et al. (2021) beschreiben, ist die Entstehung von Karies multifaktoriell bedingt. Neben der Bakterienbesiedlung der Zahnoberflächen spielen Menge, Art und Häufigkeit des Verzehrs zuckerhaltiger Speisen und Getränken und andere Faktoren eine Rolle.

Methodik des Forschungsvorhabens

Das folgende Kapitel umfasst die Beschreibung des Forschungsdesigns und des Sampling, Weiters wird auf die Datenerhebungsmethode, das Datenmanagement und auf die Datenanalyse eingegangen. Den vorletzten Punkt stellt die Geltungsbegründung dar. Die forschungsethischen Aspekte beschließen dieses Kapitel.

Forschungsdesign

Um die Forschungsfrage umfassend beantworten zu können und die damit verbundenen Ergebnisse angemessen darzustellen, ist es indiziert, neben der theoretischen Herangehensweise auch eine wissenschaftliche Forschungsmethode einzusetzen.

Die vorliegende Arbeit befasst sich mit menschlicher Wahrnehmung und menschlichem Handeln. Wahrnehmung ist etwas Erlebendes, Erleben kann nur qualitativ erhoben werden, deswegen wird ein qualitatives Forschungsdesign zur Beantwortung der Forschungsfragen gewählt.

Die qualitativen Daten repräsentieren selektiv aus der Fülle der Alltagswelt extrahierte oder abstrahierte Erlebnisinhalte, welche die sinnlich wahrnehmbaren Aspekte der Realität sowie ihre sprachliche, gestische, bildliche und schriftliche Vermittlung umfassen. Ihre wissenschaftliche Abstraktion erfolgt reflektiert und regelhaft im Gegensatz zur unsystematischen und spontanen Erfassung von Alltagseindrücken. Diese methodische Abstraktion ermöglicht eine systematische Analyse, jedoch reduziert sie die

Vielgestaltigkeit der Alltagswelt auf bestimmte erfassbare Aspekte (Kleining, 2007).

Das Ziel qualitativer Forschung besteht darin, relevante Informationen über die soziale Realität der Betroffenen sowie in diesem Fall der ExpertInnen zu sammeln. Dabei werden Motive, Einstellungen, Verhaltensweisen und Handlungsprinzipien untersucht und analysiert (Misoch, 2019). Durch den offeneren und näheren Zugang, die qualitativen Forschungsmethoden oft bieten, im Vergleich zu anderen Forschungsansätzen, können Forscher ein detaillierteres Bild der Perspektiven der Befragten erhalten (Flick, von Kardoff & Steinke, 2022).

Gütekriterien

Die Herausforderung in der qualitativen Forschung liegt in der Definition einheitlicher Gütekriterien. Mayer (2018) beschreibt die wichtigsten Aspekte als Glaubwürdigkeit, Folgerichtigkeit und Angemessenheit. Lincoln & Guba (1985) erweitert diese um Vertrauenswürdigkeit, Übertragbarkeit, Zuverlässigkeit und Bestätigbarkeit.

Gütekriterien Inhaltsanalyse nach Mayring

Die Grundsätze qualitativer Forschung nach Mayring sind entscheidend für die Durchführung einer transparenten, zuverlässigen und methodologisch korrekten Forschung von der Datenerhebung bis hin zur Veröffentlichung der Ergebnisse. Diese Grundsätze dienen der Gewährleistung der wissenschaftlichen Redlichkeit und der Repräsentativität der Ergebnisse. Nachfolgend werden die Grundsätze der qualitativen Forschung nach Mayring erläutert.

Verfahrensdokumentation: Alle methodischen Schritte und verwendeten Analyseinstrumente werden detailliert dokumentiert (Auswahl der TeilnehmerInnen, Datenerhebungsmethoden, Datenanalyseprozess und die

Ergebnisse), um die Nachvollziehbarkeit für Dritte zu gewährleisten. Alle Änderungen oder Anpassung der Methodik werden festgehalten und begründet, dies wird in einem Worddokument mit Datum detailliert dokumentiert.

Argumentative Interpretationsabsicherung: Interpretationen müssen durch klare Argumentation und Theoriebezug begründet sein. Alternativdeutungen sollten mithilfe theoretischen Wissens überprüft und widerlegt werden. Potentielle Gegenargumente werden diskutiert.

Regelgeleitetheit: Qualitative Forschung erfordert Flexibilität, darf jedoch nicht in ein völlig unsystematisches Vorgehen ausarten. Es ist wichtig, sich an bestimmte Verfahrensregeln zu halten und den im Methodenkapitel beschriebenen Ablaufplan zu befolgen. Das systematische Vorgehen beinhaltet Methoden und Richtlinien bei der Durchführung der Forschung, Beachtung ethischer Richtlinien und Forschungsprotokolle.

Nähe zum Gegenstand: Die Forschung sollte in der gewohnten Umgebung der Teilnehmer stattfinden, um Verfälschungen aufgrund der Forschungsmethode zu vermeiden. Ein Perspektivenwechsel von Theorie zur Empirie ermöglicht eine enge Verbindung zum Forschungsgegenstand. Die Autorin begibt sich in das Feld der Forschung um die Perspektiven der TeilnehmerInnen besser zu verstehen und berücksichtig verschiedene Blickwinkel und Perspektiven.

Kommunikative Validierung: Die Rückmeldung von Befragten zur Evaluation der Ergebnisse ist entscheidend. Wenn die Ergebnisse für die Interviewpartner nachvollziehbar sind, deutet dies auf die Qualität des Untersuchungsprozesses hin.

Triangulation: Durch den Einsatz verschiedener Forschungsmethoden wird eine differenziertere Beantwortung der Forschungsfrage angestrebt. Die Stärken und Schwächen der Analyseverfahren sollten beleuchtet werden. Die

Literaturrecherche hilft dabei, verschiedene Ansätze und Methoden zu vergleichen oder zu kombinieren. Das Ziel ist nicht die Übereinstimmung, sondern die Kontrastierung der eigenen Ergebnisse mit denen anderer Forschungsprojekte (Mayring, 2015). Um dies zu gewährleisten wird der Stand der Forschung mit einer Literaturanalyse dargestellt.

Sampling

In diesem Kapitel wird der Zugang zum Feld und die Rekrutierung der TeilnehmerInnen beschrieben. Anschließend erfolgt eine Beschreibung der TeilnehmerInnen, welche dann die Stichprobe mit Ein- und Ausschlusskriterien konkretisiert.

Um geeignete InterviewpartnerInnen bestimmen zu können, kann der Zugang über Kinderbetreuungseinrichtungen wie Kindergärten, Krabbelstuben und Tagesmütter/väter erfolgen. Konkret wird der Feldzugang über Kinderbetreuungseinrichtungen erfolgen. Diese bieten Zugang zu potenziellen Stichprobenmitgliedern. Bei den jeweiligen LeiterInnen der Einrichtungen werden angefragt, ob Eltern in ihrer Einrichtung durch die Autorin anhand der Ein- und Ausschlusskriterien identifiziert und ausgewählt werden dürfen. Die Autorin hängt an der Infotafel der jeweiligen Einrichtung eine Liste aus, auf der sich freiwillige, potenzielle Teilnehmer eintragen können. Diese werden dann anhand der definierten Kriterien ausgewählt. Die passenden Personen werden anschließend telefonisch zum Erstkontakt kontaktiert.

Ableitend aus der oben beschriebenen Definition von ECC, ergeben sich als InterviewpartnerInnen Eltern von Kindern zwischen null und sechs Jahren als passende TeilnehmerInnen.

Rekrutierung

Im Absatz zuvor wurden die Bedingungen für eine erfolgreiche Rekrutierung erfüllt, so wird im nächsten Schritt gezielt von der Verfasserin nach Personen gesucht, die für ein Interview geeignet sind. Daraufhin erfolgt die Kontaktaufnahme mit den potentiellen InterviewpartnerInnen.

Ein- und Ausschlusskriterien

Durch die Festlegung von Ein- und Ausschlusskriterien können die TeilnehmerInnen für das ExpertInneninterview gewählt werden.

Um ein persönliches Interview durchführen zu können werden nur potentielle TeilnehmerInnen aus Oberösterreich gesucht.

Aufgrund der Definition von frühkindlicher Karies wird das Alter der Kinder zwischen null und sechs Jahren festgelegt.

Einschlusskriterien	**Ausschlusskriterien**
Erwachsene Personen über 18 Jahre mit mindestens 1 Kind im Alter von 0- 6 Jahren	Personen unter 18 Jahre Personen über 18 Jahren ohne Kinder, oder ältere Kinder
Unterzeichnete Einwilligungserklärung	Fehlende Einwilligungserklärung
Deutsches Sprachverständnis, da Interviewsprache Deutsch ist	Fehlendes Sprachverständnis Deutsch
Eltern aus Oberösterreich	Eltern aus anderen Bundesländern

Tabelle 1: eigene Darstellung, Ein- und Ausschlusskriterien

Datenerhebungsmethoden

In diesem Abschnitt werden die ExpertInneninterviews und die Transkription erläutert.

ExpertInneninterviews

In diesem Kapitel definiert die Autorin zunächst die Begrifflichkeit des/ der *ExpertIn*, welche mit unterschiedlichen Literaturquellen verdeutlicht wird.

Anschließend wird auf das ExpertInneninterview eingegangen. Zum einen, welche Eigenschaften es aufweist und zum anderen wie es sich von anderen Interviews unterscheidet (Klassifizierung). Weiters wird der Feldzugang und die Rekrutierung der Teilnehmer für das ExpertInneninterview beschrieben.

Der Begriff *ExpertIn* hat seine Wurzeln im lateinischen Wort *expertus*, was *erprobt* oder *geprüft* bedeutet (Stowasser, Petschenig & Skutsch, 1997).

Das Wort *expertus* leitet sich von einem Verb ab, das nur in der Passivform existiert, nämlich *experiri*, was *prüfen* oder *ausprobieren* bedeutet. In Lexika werden ExpertInnen üblicherweise als Sachverständige, Fachleute oder Kenner beschrieben. Ein/e ExpertIn ist eine Person mit Fachkenntnissen und Spezialwissen. Die Definition eines/r ExpertIn basiert immer auf dem spezifischen Forschungsinteresse und der sozialen Repräsentativität des/r ExpertIn gleichzeitig. ExpertInnen werden interviewt, weil sie über ein bestimmtes Wissen verfügen, das in besonderem Maße praxiswirksam ist. Diese Überlegungen führen zu folgender Definition: *„ExpertInnen sind Personen, die eine Fähigkeit entwickelt haben, mit ihren Interpretationen das konkrete Handlungsfeld sinnhaft und handlungsleitend für andere zu strukturieren“* (Bogner, Littig & Menz, 2014).

Eltern stellen ExpertInnen hinsichtlich ihrer eigenen Kinder dar, deshalb werden für die Datenerhebung ExpertInneninterviews stattfinden.

ExpertInneninterviews können im Rahmen der qualitativen Sozialforschung geführt. Anhand der ExpertInneninterviews werden subjektive Relevanzen, Sichtweisen, Interpretationen, Deutungen, Sinnentwürfe und Erklärungsmuster der ExpertInnen gewonnen (Bogner, Littig & Menz, 2014).

Als Instrument zur Datenerhebung werden ExpertInneninterviews mit Eltern als ExpertInnen über die Mundgesundheit ihrer eigenen Kinder durchgeführt. Ein ExpertInneninterview ist eine effektive Möglichkeit um Wissen über Phänomene nachzubilden und zu untersuchen.

Um sich auf diese Interviews vorzubereiten und sie durchzuführen, wird ein Leitfaden entwickelt. Diese haben eine doppelte Funktion: Sie dienen der Strukturierung des Themenfeldes der Untersuchung und als konkretes Hilfsmittel in der Erhebungssituation, falls das Interview ins Stocken gerät. Das Themenfeld wird anhand der beschriebenen Phänomene in Fragen strukturiert. Leitfäden sind daher bereits vor der Erhebung ein wichtiges Instrument im Forschungsprozess und übernehmen gleichzeitig eine zentrale Orientierungsfunktion in Interviewsituationen (Bogner, Littig & Menz, 2014).

Die gesammelten Informationen wurden nach erneuter mündlicher Zustimmung am Tag der Datenerhebung mithilfe eines iPhone 13 als Audioaufnahmen aufgezeichnet. Die ExpertInneninterviews wurden anschließend transkribiert.

Für das ExpertInneninterview wird in etwa eine Stunde mit Vorbereitung, organisatorischen Fragen seitens der/ des Befragten, Nachbereitung erwartet. Der Interviewleitfaden ist dem Anhang zu entnehmen. Die Audiodatei wird sicher und vertraulich aufbewahrt. Unbefugte Dritte erhalten keinen Einblick in die Datenerhebung.

Transkription

Im folgenden Abschnitt wird die Phase der Transkription, also die wörtliche Verschriftlichung der Interviews, erläutert. Diese Phase beginnt unmittelbar nach Abschluss des letzten Interviews (Mayer, 2015).

Die im Sinne der empirischen Forschung gewonnenen Daten, wie in der vorliegenden Masterarbeit die durchgeführten Audioaufnahmen durch die ExpertInneninterviews, müssen zur adäquaten weiteren Bearbeitung und Analyse anhand eines Transskripts verschriftlicht werden. Die Transkription, vom lateinischen Wort *transcribere* für umschreiben, bezeichnet den Prozess, bei dem mündliche Inhalte aus Audio- oder Videoaufnahmen in schriftliche Form überführt werden. Dies geschieht durch das schlichte Niederschreiben der gesprochenen Interviews (Dresing & Pehl, 2018).

Gemäß Przyborski & Wohlrab-Sahr (2014) ist die Transkription ein entscheidender Schritt, bei dem alle Beobachtungen und Erfahrungen der Befragten schriftlich festgehalten werden müssen, um von anderen nachvollzogen und überprüft werden zu können. Dadurch müssen diese Informationen im Wesentlichen in die schriftlichen Beobachtungen zurückübersetzt werden können. Aufgrund der deutlichen Unterschiede zwischen gesprochener und geschriebener Sprache gelten für beide Formen unterschiedliche formale Regeln. Nonverbale Phänomene wie Intonation, Dialekte sowie Sprechgeschwindigkeit und Lautstärke verleihen dem Gesagten unterschiedliche Bedeutungen. Daher ist es wichtig, auch den Sinn der gesprochenen Sprache einzufangen und nicht zu verändern, um eine Transkription zu erstellen, die es dem Leser ermöglicht, die Validität der Ergebnisse angemessen einzuschätzen (Przyborski & Wohlrab-Sahr, 2014).

Für die vorliegende Forschungsarbeit wurden mit den Transkriptionsregel nach Kuckartz gearbeitet. Diese sind einfach und leicht erlernbar, glätten die Sprache und legen den Fokus auf den Inhalt des Redebeitrages (Inhaltlich semantische Transkription). Es wurden nur jene Transkriptionsregel angewandt, welche für die Forschung relevant sind. Das Regelsystem setzt sich aus drei Teilen zusammen, die Inhaltlich-semantische Transkription, die erweiterte inhaltlich-semantische Transkription und Hinweise zur einheitlichen Schreibweise (Dresing & Pehl, 2018). Das Regelsystem wurde in einer Tabelle veranschaulicht.

Inhaltlich-semantische Transkription	**Erweiterte inhaltlich-semantische Transkription**	**Hinweise zur einheitlichen Schreibweise**
Wörtlich transkribieren	Wort- und Satzabbrüche werden durch „/" gekennzeichnet Wortdoppelungen werden immer notiert	Die Partikeln „hm" werden unabhängig von der Betonung immer „hm" geschrieben.
Wortverschleifungen an das Schriftdeutsch angenähert (So´n Buch wird zu so ein Buch), Satzform wird beibehalten	Pausen werden je nach Länge durch (.) markiert. (.) entspricht etwa 1 Sekunde (..) 2 Sekunden (…) 3 Sekunden (Zahl) Anzahl der Sekunden	Zögerungslaute werden immer „ähm" geschrieben (nicht: „äm", „ehm", „öhm)
Dialekte möglichst wortgenau ins Hochdeutsche übersetzt	Rezeptionssignale und Fülllaute aller Personen („hm, ja, aha, ähm" etc.) werden transkribiert.	Gesprochene Zeichen werden ausgeschrieben, z.B. „ät", „Paragraf".
Umgangssprachliche Partikel, wie gell, werden transkribiert	Nach dem Partikel „hm" wird die Betonung in Klammern notiert (bejahend, verneinend,	Abkürzungen werden nur getippt, wenn sie exakt so gesprochen wurden („etc." wird nur getippt bei

	nachdenkend, fragend, wohlfühlend)	gesprochenem „e te ce").
Stottern wird geglättet	Sprechüberlappungen werden mit „//" gekennzeichnet. Bei Beginn des Einwurfes folgt ein „//". Der Text, der gleichzeitig gesprochen wird.	Wird in der Aufnahme eine wörtliche Rede zitiert, wird das Zitat in Anführungszeichen gesetzt: „Und ich sagte dann ‚Na, dann schauen wir mal'".
Pausen ab ca 3 Sekunden werden durch (…) markiert		Wortverkürzungen wie „runtergehen" statt „heruntergehen" oder „mal" statt „einmal" werden genauso geschrieben, wie sie gesprochen werden. Personalpronomen der zweiten Person (du und ihr) werden kleingeschrieben, die Personalpronomen der Höflichkeitsformel (Sie und Ihnen) werden großgeschrieben.
Besonders betonte Wörter werden durch VERSALIEN gekennzeichnet		Zahlen null bis zwölf im Fließtext als Wörter, größere in Ziffern.
Interviewer ist mit „I" abgekürzt, Befragte(r) mit „B"		
Jeder Sprechbeitrag erhält einen eigenen Absatz, zwischen den Sprechbeiträgen von I und B eine leere freie Zeile		
Am Ende von jedem Absatz wird eine Zeitmarkierung eingefügt		
Emotional nonverbale Äußerungen des von		

B wird verdeutlicht (lachen, seufzen)		

*Tabelle 2: angewandte Transkriptionsregel (Dresing & Pehl, 2018)

Datenmanagement

Das Datenmanagement im Rahmen einer Masterarbeit beinhaltet die Organisation, die Datenspeicherung, die Datendokumentation, die Gewährleistung des Datenschutzes, die Analyse und die Interpretation der erhobenen Daten, welche für die Forschungsarbeit relevant sind. Das Datenmanagement dient der Transparenz und der Identifizierung von potentiellen Fehlerquellen, wie beispielsweise mangelnde Einwilligung der TeilnehmerInnen, Missachtung des Datenschutzes oder unzureichendes Zeitmanagement.

Es konnten zehn Eltern für die Teilnahme an den Interviews gewonnen werden. Die Dauer belief sich in etwa auf eine Stunde pro Interview, wobei das Interview an sich zwischen 20 und 30 Minuten dauerte.

Die gewonnenen primären Daten wurden auf einen passwortgeschützten Laptop übertragen und sicher gespeichert, um den unbefugten Zugriff zu verhindern. Nachdem die Daten transkribiert und analysiert wurden, wurden sowohl die Audiodateien als auch die Transkripte entsprechend der Einwilligungserklärung pseudonymisiert abgespeichert.

Pseudonymisierung bezeichnet einen Prozess, bei dem personenbezogene Daten so verarbeitet werden, dass die Identität einer bestimmten Person nicht allein anhand dieser Daten festgestellt werden kann, ohne zusätzliche Informationen hinzuziehen zu müssen. Dies geschieht, indem die Daten, die zur Identifizierung einer Person dienen, von den übrigen Daten getrennt werden und durch andere Informationen ersetzt werden, in der Regel durch einen Code oder eine Kennzahl. Dadurch werden die betroffenen Personen nicht mehr direkt identifizierbar, sondern lediglich identifizierbar, da die Identität nicht mehr direkt aus den pseudonymisierten Daten selbst abgeleitet werden kann, sondern zusätzliche Informationen benötigt werden (Wirtschaftskammer Wien [WKO], 2018).

Es wurde ein Worddokument erstellt, welches eine Liste beinhaltet, die die Namen der TeilnehmerInnen pseudonymisiert. Dies wurde in einem Ordner namens *Datenmanagement* als Worddokument mit dem Namen *Pseudonymisierung* gespeichert. Alle Informationen, welche Rückschluss auf die Person schließen können, wie Ort, persönliche Details, Zitate, sensible Informationen wurden pseudonymisiert.

Das heißt, persönliche Identifikationsmerkmale wie Namen von Teilnehmern, Orten oder Institutionen werden durch fiktive Namen ersetzt. Dadurch wird sichergestellt, dass die Identität der Personen geschützt bleibt. Durch die sorgfältige Anwendung dieser Maßnahmen kann die Autorin sicherstellen, dass die Privatsphäre und Vertraulichkeit der TeilnehmerInnen gewahrt bleiben.

Datenanalyse: Inhaltsanalyse nach Mayring

In diesem Kapitel wird auf die Begründung zur Inhaltsanalyse nach Mayring, auf das Ablaufmodell der Analyse und auf das Ablaufmodell zusammenfassender Inhaltsanalyse eingegangen.

Begründung zur Inhaltsanalyse nach Mayring

Die prägnante Herangehensweise zur Auslegung von Interviews in der sozialwissenschaftlichen Forschung ist die Inhaltsanalyse nach Mayring. In den USA des letzten Jahrhunderts wurde die Methodik entwickelt, um den stark steigenden Umfang an Texten in Massenmedien systematisch zu bewerten. Der Ansatz der qualitativen Inhaltsanalyse im deutschsprachigen Raum geht auf Philipp Mayring zurück. Dieses methodisch kontrollierte Verfahren eignet sich besonders für die Bewertung umfangreicher Textmengen aus zahlreichen

Interviews, vor allem wenn eine repräsentative Analyse angestrebt wird. Mit Einbeziehung theoretischer Grundlagen unterstützt dieses Verfahren die Erforschung neuer Erkenntnisse zu spezifischen wissenschaftlichen Fragestellungen (Weber & Wernitz, 2021).

Ablaufmodell der Analyse

Die Stärke der qualitativen Inhaltsanalyse im Vergleich zu anderen Interpretationsverfahren liegt darin, dass die Analyse in einzelne Interpretationsschritte aufgeteilt wird, die im Voraus festgelegt sind. Dadurch wird die Analyse für andere transparent und intersubjektiv überprüfbar, was ihre Übertragbarkeit auf andere Gegenstände ermöglicht und sie für andere nutzbar macht, wodurch sie zu einer wissenschaftlichen Methode wird. Im Mittelpunkt der qualitativen Inhaltsanalyse steht die Entwicklung eines Kategoriensystems. Diese Kategorien werden in einem Wechselverhältnis zwischen der Theorie (Fragestellung) und dem konkreten Material entwickelt, durch Konstruktions- und Zuordnungsregeln definiert und während der Analyse überarbeitet und rücküberprüft (Mayring, 2022, S. 60).

Das Kategoriensystem erleichtert anderen die Nachverfolgung der Analyse und fördert die Intersubjektivität des Vorgehens. Bei der qualitativen Inhaltsanalyse liegt ein besonderes Augenmerk auf der Konstruktion und Begründung der Kategorien (Mayring, 2022, S. 50).

Eine zusammenfassende Inhaltsanalyse zielt darauf ab, die essentiellen Informationen zu bewahren, indem das Material reduziert wird. Dies geschieht durch Abstraktionen, um ein übersichtliches Corpus zu erstellen, das dennoch die Kerninhalte des Ausgangsmaterials widerspiegelt. Bei solchen reduzierenden Textanalyseprozessen, bei denen nur bestimmte Bestandteile berücksichtigt werden, kommt es zur induktiven Kategorienbildung. Das heißt aus dem Material heraus gebildete Kategorien. Diese Technik wird sowohl zur Bildung der Haupt- als auch von Unterkategorien verwendet (Mayring 2022, S. 66). Da die Kategorien ausschließlich aus dem Material gebildet werden und somit ein rein induktiv basierter Kategorienbaum entwickelt wird, wird die zusammenfassende Inhaltsanalyse gewählt. Bei dem Prozess der Inhaltsanalyse stellt das Softwareprogramm MAXQDA (2024) eine Unterstützung dar.

Ablaufmodell zusammenfassender Inhaltsanalyse

Die Bestimmung der Analyseeinheit in Form von den Interviews beginnt mit der Paraphrasierung der wesentlichen Textstellen. Dabei wird das angestrebte Abstraktionsniveau festgelegt, um eine angemessene Generalisierung der Paraphrasen zu ermöglichen. In einem nächsten Schritt erfolgt die erste Reduktion durch Selektion und das Streichen bedeutungsgleicher Paraphrasen. Anschließend erfolgt eine zweite Reduktion durch Bündelung, Konstruktion und Integration der verbleibenden Paraphrasen auf dem festgelegten Abstraktionsniveau. Das Abstraktionsniveau in diesem Kontext bezieht sich auf die Ebene der Generalisierung oder Zusammenfassung der Daten. Die resultierenden neuen Aussagen werden dann als Kategoriensystem zusammengefasst. Abschließend wird das zusammenfassende Kategoriensystem am Ausgangsmaterial rücküberprüft, um die Konsistenz und Validität der Analyse sicherzustellen (Mayring, 2022, S. 69).

Geltungsbegründung

Karies als Folge schlechter Mundgesundheit ist nicht reversibel, deshalb ist die Prävention und die Steigerung der Gesundheitskompetenz essenziell (Bodenwinkler et al., 2017). Prävention darf die familiäre Ebene nicht außer Acht lassen (IfGP, 2017).

Die Zahngesundheit ein wesentlicher Indikator für die allgemeine Gesundheit von Kindern und beeinflusst ihr Wachstum, ihre Entwicklung und ihre schulische Leistungsfähigkeit. Unbehandelte Karies und andere Mundgesundheitsprobleme können zu Schmerzen, Infektionen und sogar zu ernsthaften gesundheitlichen Komplikationen führen, die das Leben der Kinder stark beeinträchtigen können (Schwendicke, Elhennawy & Paris, 2021).

Peres, Macpherson & Weyant (2020) zeigen in ihrer Studie die sozialen Ungleichheiten im Zugang zur Zahngesundheitsversorgung auf. Kinder aus benachteiligten sozialen Gruppen haben häufiger eine schlechte Zahngesundheit und erhalten seltener präventive Maßnahmen wie Fluoridierung und regelmäßige zahnärztliche Untersuchungen. Dies unterstreicht die Bedeutung von Public Health Interventionen, die darauf abzielen, diese Ungleichheiten zu verringern und allen Kindern den Zugang zu hochwertiger Zahngesundheitsversorgung zu ermöglichen. Durch Investitionen in Programme zur Früherkennung, Prävention und Behandlung von Mundgesundheitsproblemen bei Kindern können langfristig sowohl individuelle als auch gesellschaftliche Vorteile erzielt werden. Eine bessere Zahngesundheit trägt nicht nur zur Verbesserung der Lebensqualität der Kinder bei, sondern reduziert auch die Belastung des Gesundheitssystems und die Kosten für die Behandlung von vermeidbaren Mundgesundheitsproblemen.

Forschungsethische Aspekte

Dieses Kapitel geht auf die ethischen Aspekte der TeilnehmerInnen während des gesamten Forschungsprozesses ein.

Eltern stellen keine vulnerable Gruppe dar. Für die Eltern wird nur ein indirekter und kein direkter Nutzen aus dem Forschungsvorhaben zu erwarten sein. Es wird kein Schaden der TeilnehmerInnen erwartet, dennoch ist es für den qualitativen Forschungsprozess essentiell, die Ethik der qualitativen Sozialforschung zu beachten, welche unter anderem die Freiwilligkeit, die Vertraulichkeit, die Anonymität, den Datenschutz und den Schutz vor Schaden des Subjektes beinhaltet (Flick, 2016).

Das Interview findet an einem Ort statt, welcher mit dem/ der TeilnehmerIn individuell festgelegt wird, dieser kann von der TeilnehmerIn vorgeschlagen werden um eine für das Elternteil angenehme Atmosphäre herzustellen. Für das Interview ist nur ein Elternteil vorgesehen, entweder der Vater oder die Mutter des Kindes. Die Eltern können gerne selbst entscheiden, ob sie das Kind/ die Kinder zum Interview mitnehmen oder nicht.

Beauchamps und Childress haben schon vor vielen Jahren den Begriff der Ethik geprägt und vier ethische Prinzipien entwickelt (Landeweerd, 2004). Das Prinzip des Respekts vor Autonomie besagt, dass sich Autonomie auf die eigene Selbstbestimmung bezieht. Ein Mensch darf nie zweckdienlich für einen anderen Menschen sein, sondern immer als Selbstzweck fungieren (Reitz, 2007). Der Respekt vor der eigenen Person spielt dabei eine elementare Rolle (Steinkamp & Gordijn, 2000). Das Prinzip des Wohltuns beschreibt einerseits das Verbot, einer Person Leid zuzufügen, und andererseits die bewusste Verhaltensweise jemandem etwas Gutes zu tun (Reitz, 2007).

Das Prinzip des Nichtschadens fordert, dass keinem Menschen mutwillig eine Verletzung oder Schädigung zugefügt werden darf. Beim Prinzip der Gerechtigkeit fallen bei Beauchamp und Childress zwei Begriffe. Zum einen der Begriff der Fairness, welche die gleich- gestellte Betreuung und Therapie von Menschen mit gleichen Eigenschaften beschreibt. Zum anderen der Begriff der Verteilungsgerechtigkeit, bei dem Güter und Leistung wertneutral und fair verteilt werden (Reitz, 2007).

Seitens der Ethikkommission der Johannes Kepler Universität (JKU) Linz ist laut Juristin kein Ethikantrag zu stellen, da nur in Kinderbetreuungseinrichtungen Oberösterreich rekrutiert wurde.

Ergebnisse der Analyse

Im vorliegenden Abschnitt findet zunächst eine demographische Beschreibung aller Interview- TeilnehmerInnen statt. Anschließend werden die Ergebnisse präsentiert, die die Wahrnehmung der Eltern bezüglich der Mundgesundheit ihrer Kinder darstellen. Die Formulierung der Erkenntnisse richtet sich nach der festgelegten Forschungsfrage und umfasst ausgewählte Beispiele aus den durchgeführten Interviews. Es werden Ankerbeispiele aus den Interviews verwendet, um wichtige Aussagen der Eltern zu verdeutlichen. Die Ergebnisdarstellung wird anhand des entwickelten Kategorienbaumes gegliedert sein.

Stichprobenbeschreibung

An den Interviews haben vorwiegend Frauen teilgenommen. Das Alter der Eltern war am häufigsten zwischen 25 und 54 Jahren, kein Teilnehmer war älter als 55 Jahren. Die Hälfte der Eltern waren zum Zeitpunkt des Interviews verheiratet. Das Bildungsniveau der TeilnehmerInnen war ausgeglichen, wobei nur eine Person als höchsten Bildungsstand die Pflichtschule absolviert hat. Interviewt wurden Bürokauffrau, Diplomkrankenpflegeperson, ErgotherapeutIn, Physiker, und VerkäuferIn, welche Mutter oder Vater von ein bis zwei Kindern in unterschiedlichen Altern sind und unterschiedliche Herausforderungen mit sich bringen. In zwei Fällen hatten Eltern zwei Kinder, die anderen acht hatten ein Kind. Die Tabelle 3 soll die beschriebenen Teilnehmermerkmale veranschaulichen.

VARIABLE	BESCHREIBUNG	WERTE
1	Geschlecht	m= 3 w=7 d= 0
2	Alter der Eltern	18- 24 Jahre= 1 25-54 Jahre= 9 <55 Jahre= 0
3	Familienstand	Ledig= 3 Verheiratet= 5 Eingetragene Lebenspartnerschaft= 1 Geschieden= 1
4	Bildungsniveau	Pflichtschule= 1 Lehre=4 Mittlere und höhere Schule= 2 Hochschule und Akademie= 3
5	Geschlecht und Alter der Kinder pro TeilnehmerIn	1= 2 Jahre (w), 4 Jahre (m) 2= 5 Jahre (m) 3= 3 Jahre (w) 4= 6 Jahre (m) 5= 4 Jahre (m) 6= 4 Jahre (w) 7=3 Jahre (m) 8= 4 Jahre (w), 6 Jahre (m) 9= 1 Jahr (w), 5 Jahre (m) 10= 1 Jahr (w, w)

*Tabelle 3: eigene tabellarische Darstellung der TeilnehmerInnen

Wahrnehmung der Eltern zum Zahnstatus der Kinder

Aufgrund der Erzählungen der Eltern ergibt sich eine elterliche Wahrnehmung zu den Zähnen ihrer Kinder. Es wurden unterschiedliche Zustände der Zähne beschrieben. Die Anzahl der Zähne variiert zwischen drei und 22. Die meisten Personen haben zwischen sechszehn und zwanzig Zähne. Bei einigen Kindern wurde laut Eltern bereits Karies festgestellt, und in einigen Fällen wurden die Karies bedingten Löcher bereits mit Plomben saniert. Auch Zahnverlust ist in verschiedenen Ausprägungen vorhanden, von einem fehlenden Zahn bis zu zwei fehlenden Zähnen, was auf den natürlichen Verlust der Milchzähne nach Erleben der Eltern zurückzuführen ist. Insgesamt spiegelt die Wahrnehmung der Eltern die verschiedenen Zahnprobleme ihrer Kinder wider. Einige Eltern empfinden die Mundpflege ihrer Kinder als besonders herausfordernd, da sie ihre Kinder als Personen mit speziellen Bedürfnissen wahrnehmen, wie zum Beispiel bei Aufmerksamkeitsdefizit-Hyperaktivitätsstörung (ADHS), Trisomie 21 oder schwereren Krankheiten.

Kategorienbildung

Nach wiederholter Sichtung der Transkripte der einzelnen Interviews wurden relevante Textabschnitte und Passagen identifiziert. Diese relevanten Aussagen wurden paraphrasiert, generalisiert und anschließend reduziert, um induktiv gebildete Kategorien aus dem Material heraus zu entwickeln.

Zunächst wurde durch Paraphrasierung eine einheitliche sprachliche Ebene geschaffen, indem relevante Textstellen umschrieben wurden. Anschließend wurde das paraphrasierte Material durch Generalisierung auf eine vordefinierte Abstraktionsebene angehoben, um möglichst allgemeingültige, aber dennoch fallspezifische Aussagen zu erhalten. Durch die erste Reduktion, in der bedeutungsgleiche Paraphrasen entfernt wurden, wurde das Abstraktionsniveau weiter erhöht, was zu einer vorläufigen Kategorienbildung führt.

Um ein übersichtliches Kategoriensystem zu erstellen, wurden in einer zweiten Reduktion bedeutungsähnliche Daten zusammengefasst. Anschließend wurden die entstandenen Kategorien durch Rücküberprüfung mit dem Ausgangsmaterial abgeglichen (Mayring, 2022).

Zur Veranschaulichung der Einteilung, Generalisierung und Reduktion wird eine Tabelle erstellt, die die induktive Kategorienbildung zum Thema „erlebter zeitbedingter Stress“ darstellt.

Datenmaterial	**Paraphrase**	**Generalisierung**	**Erste Reduktion (Subkategorien)**	**Zweite Reduktion (Hauptkategorie)**
Interview 1, Pos. 16	Durch Stress in der Früh geht sich zweimal Zähne putzen nicht aus	Auf Zähneputzen wird aus Zeitnot in der Früh verzichtet	K1: Auswirkung Kind - Kinder verstärken Stress durch Dagegen arbeiten/ Abwehrhaltung (nicht aufstehen wollen, langsamer werden, pitzeln, …) - Reduzierte Kooperationsbereitschaft durch Stress - Verständnislosigkeit in Stresssituationen - Kind wird langsamer und mürrischer - Kinder mit besonderen Bedürfnissen reagieren auf Stress bei Zähneputzen gefährlich aggressiv, emotionale Ausbrüche - Eltern übertragen Kind negativen Stress- Kind fühlt sich unwohl - Trotzverhalten - Kinder müssen um Zeitpuffer zu bekommen	Erlebter zeitbeding-er Stress
Interview 1, Pos 22	Kinder verstärken Stress durch schlechte Laune, langsamer werde	Kinder verstärken Stress durch reduzierte Kooperations-bereitschaft		

	n, nicht aufstehen wollen, diskutieren		früher aufstehen in der Früh - Kind mit besonderen Bedürfnissen bekommt nicht notwendige Aufmerksamkeit, adäquate Zuwendung - Steigende Kooperationsbereitschaft mit steigendem Alter K2: Auswirkung Eltern - Erlebter Stress in der Früh - Ungeduld, Gereiztheit, Hektik, grober Umgang, hektische und schnelle Bewegungen - Zähneputzen erfolgt schneller, hektischer, grober - Eltern sind gestresst und verwechseln Zahnbürste - Fehlende Unterstützung von Partner erhöht Stress - Handgreiflichkeit durch Stress, wenn Kind nicht kooperiert - Zeitdruck in der Früh verursacht Herzrasen, schnelle und flache Atmung, Wut, Hitzewallungen, Engegefühl in der Brust - Schnelle und lieblose Übergabe im Kindergarten und Krabbelstube durch Zeitmangel - Kraftlosigkeit, Müdigkeit und Erschöpfung durch gestressten Morgen
Interview 5, Pos. 11	Essen ist wichtiger als Zähneputzen in der Früh bei besonderen Bedürfnissen um Medikamente verabreichen zu können. Zeit für Zähneputzen bleibt oft nicht	Essen ist wichtiger als Zähneputzen in der Früh bei Kindern mit besonderen Bedürfnissen	
Interview 6, Pos. 17	Stressige Situationen durch fehlende zeitliche Ressource	Eltern reagieren auf Stress bei Zähneputzen mit Gereiztheit, Ungeduld, Hektik, grobe	

	lässt Eltern gereizter werden, weniger geduldig, hektischer, grober, schneller und ernster werden	Durchführung	- Eltern fühlen sich unwohl K3: Auswirkung Mundpflege - Kein Zähneputzen durch Zeitnot und um Stress zu reduzieren - Reduzierte Mundpflege in Stresssituationen - Essen ist wichtiger als Zahnpflege bei Kindern mit besonderen Bedürfnissen wegen Medikamentengabe
Interview 8, Pos. 11	Stress und Druck lässt Mutter Zahnbürsten ihrer Kinder verwechseln	Eltern reagieren gestresst auf Zeitdruck und verwechseln Zahnbürsten der Kinder	
Interview 8, Pos. 13	Morgendlicher Stress durch fehlende Unterstützung durch Mann, ist früher außer Haus	Fehlende Unterstützung durch den PartnerIn erhöht Stress	

*Tabelle 4: Beispiel Kategorienbildung „erlebter zeitbedingter Stress“

Durch die oben beschriebene Vorgehensweise konnten folgende Haupt- und Subkategorien gebildet werden, die anschaulich im Kategorienbaum dargestellt sind. Diese Strukturierung ermöglichte es, die von den Eltern erlebten und beschriebenen Phänomene systematisch zu erfassen und in übergeordnete Hauptkategorien sowie spezifische Subkategorien zu unterteilen. Dadurch wird ein klarer Überblick über die vielfältigen Erfahrungen und Wahrnehmungen der Eltern geschaffen.

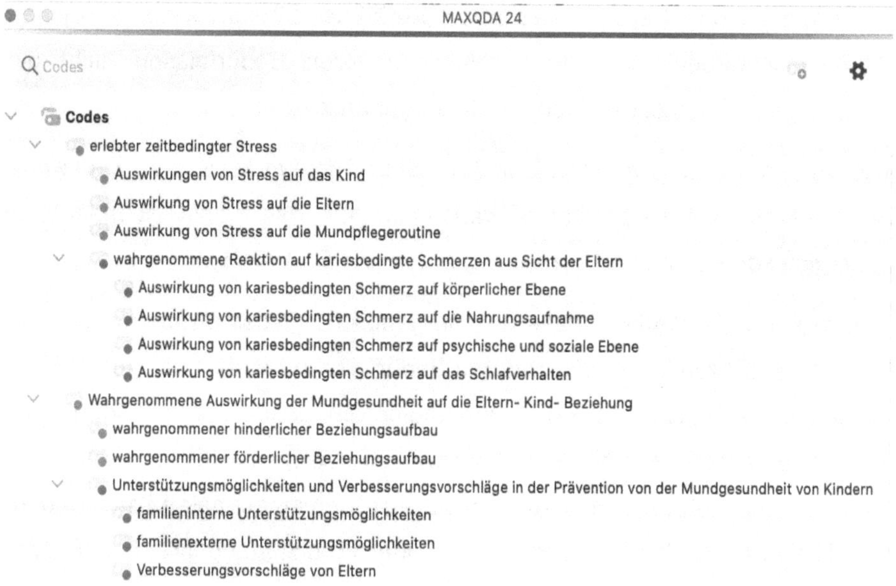

*Abbildung 1: Kategorienbaum

Erlebter zeitbedingter Stress

Diese Kategorie, welche ein von Eltern erlebtes Phänomen darstellt, soll die Herausforderungen aufzeigen, die Eltern durch mangelnde zeitliche Ressource hinsichtlich der Mundpflege ihrer Kinder beschreiben. Stress wirkt sich nach Erleben der Eltern auf das Kind, auf die Eltern und auf die Mundpflege der Kinder aus. Aussagekräftige und relevante Erkenntnisse werden aufgezeigt.

Auswirkung von Stress auf das Kind

In dieser Subkategorie wird detailliert dargestellt, wie sich der zeitbedingte Stress, der besonders am Morgen entsteht, auf die Kinder auswirkt. Der von den Eltern empfundene Druck und die Hektik der morgendlichen Routine übertragen sich oft auf die Kinder, was dazu führt, dass diese emotional überfordert reagieren und Schwierigkeiten haben, den Tag ausgeglichen zu beginnen.

Eine noch größere Herausforderung und erhöhter Stress werden von jenen Eltern beschrieben, die Kinder mit besonderen Bedürfnissen nicht die notwendige Aufmerksamkeit durch Stress geben können.

Also wenn er einen sehr schlechten Tag hat und so aggressiv ist […], da warte ich, dass er seinen nächsten Wutausbruch hat, das macht es manchmal unmöglich seine Zähne zu putzen […] (Interview 5, Pos. 15).

Es wird ebenfalls deutlich, dass der morgendliche Stress oft die notwendige Zuwendung für Kinder mit besonderen Bedürfnissen erheblich einschränkt. In der Hektik des Alltags bleibt den Eltern häufig nicht genug Zeit und Geduld, um sich angemessen um die spezifischen Anforderungen dieser Kinder zu kümmern. Dies führt nicht nur zu einer zusätzlichen emotionalen Belastung für die betroffenen Kinder, sondern auch zu einer Verschärfung ihrer besonderen Bedürfnisse, da sie nicht die Unterstützung und Aufmerksamkeit erhalten, die sie dringend benötigen.

Sie hat wegen ihrer Diagnose ein sehr kleines Kiefer und die Zähne […] stehen sehr schief […] und da komm ich mit der Zahnbürste oft schwer hin […] und da hab ich in der Früh keine Zeit um auf diesen Mehrbedarf einzugehen (Interview 8, Pos. 17).

Es wird zudem beschrieben, dass die Kooperationsbereitschaft der Kinder in stressigen Situationen mit steigendem Alter zunimmt, wie deutlich aus einem anschaulichen Ankerbeispiel hervorgeht. Dieses Beispiel illustriert, dass ältere

Kinder im Vergleich zu jüngeren besser in der Lage sind, mit den Anforderungen und dem Druck der morgendlichen Routine umzugehen. Sie zeigen mehr Verständnis für die Notwendigkeit eines reibungslosen Ablaufs und reagieren weniger empfindlich auf den Stress ihrer Eltern. Diese Entwicklung erleichtert es den Familien, den Tag entspannter zu beginnen, da die älteren Kinder aktiv zur Entlastung beitragen können.

Jüngere Kinder weisen eine noch geringere Kooperationsbereitschaft aus und zeigen oft kein Verständnis, dass die Zähne geputzt werden müssen. Einige Eltern beschreiben, dass ihre Kinder mit Abwehrhaltung, Trotzverhalten und Mund geschlossen halten den Stress verstärken.

Da wird sie dann [...] ziemlich wütend deswegen, weil sie es nicht versteht. In der Früh haben wir wenig Zeit [...], wenn sie dann zum Spinnen und Bitzeln anfängt und der Mund nicht aufgeht, das frisst uns die Minuten (Interview 8, Pos. 9).

<u>Auswirkung von Stress auf die Eltern</u>

Als weitere Subkategorie wird beschrieben, wie sich der zeitbedingte Stress bezüglich der Mundpflege ihrer Kinder auf die Eltern auswirkt. Viele Eltern erleben vor allem in den frühen Morgenstunden eine Vielzahl körperlicher Symptome, die durch den Stress verursacht werden. Sie berichten von Herzrasen, flacher Atmung, einem Engegefühl in der Brust und plötzlichen Hitzewallungen. Diese physischen Reaktionen spiegeln den hohen Druck wider, unter dem sie stehen, wenn sie versuchen, ihre Kinder inmitten der morgendlichen Hektik zu betreuen und gleichzeitig sicherzustellen, dass deren Mundpflege nicht vernachlässigt wird. Diese belastende Situation verdeutlicht, wie stark der Stress die Eltern nicht nur emotional, sondern auch körperlich beansprucht, was langfristig ihre Gesundheit und ihr Wohlbefinden beeinträchtigen kann.

Ich spüre dann, wie mein Herz rast und ich das Gefühl habe, keine Luft zu bekommen, weil die Zeit so eng ist (Interview 1, Pos. 16).

Durch den erlebten körperlichen und psychischen Stress beschreiben einige Eltern, dass sie nicht mehr adäquat reagieren können und ungeduldig, gereizt, hektisch und grober im Umgang mit der täglichen Zahnputzroutine ihren Kindern sind.

[…] da werde ich so ungeduldig und auch mal grob, mir ist sogar schon einmal die Hand ausgekommen, das hat mir dann sehr leidgetan (Interview 10, Pos. 19).

Durch den enormen wahrgenommenen Stress, den die Eltern in der Früh beschreiben, fühlen viele den restlichen Tag dann kraftlos, erschöpft und müde.

Auch die fehlende Unterstützung durch den Partner in stressigen Situationen erhöht das Stresslevel bei einigen Eltern, vor allem dann, wenn diese selbst dann auch noch fertig für die Arbeit werden müssen und sich auch noch alleine um die Kinder kümmern müssen.

Auswirkung von Stress auf die Mundpflegeroutine

Einige Eltern versuchen, den morgendlichen Stress zu reduzieren, indem sie die Zahnputz-Routine ihrer Kinder so minimalistisch wie möglich gestalten. Sie greifen zu pragmatischen Ansätzen, um die Hektik zu verringern und gleichzeitig die Mundpflege nicht völlig zu vernachlässigen. Diese Eltern setzen auf Effizienz: Ein kurzer, aber gründlicher Bürstvorgang soll genügen, um zumindest die grundlegende Zahnpflege sicherzustellen. Trotz der Verkürzung der Routine bleibt das Ziel bestehen, die Zähne der Kinder sauber zu halten und den Tag stressfreier zu beginnen. Solche Strategien zeigen, wie Eltern kreative Lösungen finden, um den täglichen Anforderungen gerecht zu werden und den Morgen für sich und ihre Kinder entspannter zu gestalten.

Da huddle ich schon [...] da muss es schnell gehen, weil wir so den Stress haben. Da putze ich die Zähne nicht sehr genau, muss ich ehrlich sagen (Interview 8, Pos. 13).

Für manche Eltern ist der Verzicht des Zähneputzens die einzige Lösung um den zeitlichen Druck in der Früh zu minimieren. Für Eltern mit Kindern, welche besondere Bedürfnisse haben scheint das morgendliche Zähneputzen nicht oberste Priorität zu haben, sondern viel mehr die Nahrungsaufnahme um die notwendige Medikamenteneinnahme der Kinder zu ermöglichen.

Wahrgenommene Reaktionen auf kariesbedingte Schmerzen aus der Sicht der Eltern

Die Mundgesundheit von Kindern spielt eine entscheidende Rolle für ihr gesamtes Wohlbefinden und ihre Entwicklung. In dieser Hauptkategorie wird jene Auswirkung von schlechter Mundgesundheit zusammengefasst, welche die Eltern bei ihren Kindern wahrnehmen. Alle Auswirkungen scheinen durch kariesbedingten Schmerz auszugehen, weshalb Schmerz die Hauptkategorie bildet. Im Folgenden werden die körperlichen, ernährungsbezogenen, psychischen und sozialen sowie schlafbezogene Auswirkungen versursacht durch kariesbedingten Schmerz näher betrachtet.

<u>Auswirkungen von kariesbedingtem Schmerz auf körperlicher Ebene</u>

Kariesbedingter Schmerz bei Kindern ist ein von den Eltern häufig beschriebenes Phänomen, das oft erhebliche Einschränkungen verursacht und die täglichen Aktivitäten und das Wohlbefinden der Kinder beeinträchtigt. Diese Schmerzen können zu Schlafmangel und Konzentrationsschwierigkeiten führen, was sich negativ auf die schulischen Leistungen und die allgemeine Lebensfreude auswirkt, so die Wahrnehmung der vieler Eltern. Die am häufigsten körperlichen Auswirkung, welche Eltern bei ihren Kindern wahrnehmen ist der ausstrahlende körperliche Schmerz, bedingt durch Karies und mangelnde Mundpflege.

Zudem sind Zahnfleischerkrankungen häufig eine Begleiterscheinung von Karies, welche ebenso große Schmerzen verursachen, wie eine Mutter beschreibt.

Zwei Mütter nehmen mit Sorge wahr, dass Karies und Entzündungen des Zahnfleisches nicht nur schmerzhaft sind, sondern auch zu ernsteren Gesundheitsproblemen führen kann, wie etwa erhöhtem Risiko für Herz-Kreislauf-Erkrankungen und Myokarditis.

Der Zahnarzt hat gesagt, dass eine Zahnfleischentzündung da auf das Herz gehen kann […] wenn sie da so eine Entzündung bekommt und dann da im Leben darunter leiden muss und auch später leichter einen Herzinfarkt bekommen kann (Interview 8, Pos. 19).

Als große Herausforderung beschreiben viele Eltern, dass vor allem kleinere Kinder noch nicht adäquat ausdrücken können, dass sie Schmerzen haben und können diese nur schwer lokalisieren.

[…] weil sie kann ja noch nicht reden, […]. Das macht es halt viel schwieriger herauszufinden, ob sie Schmerzen hat, aber wahrscheinlich würde sie sich von der Stimmung her verändern, entweder viel wilder und lauter, oder ruhig und weinerlich (Interview 10, Pos. 27).

<u>Auswirkungen von kariesbedingtem Schmerz auf die Nahrungsaufnahme</u>

Im Rahmen der Interviews beschreiben die Eltern zudem, dass kariesbedingte Schmerzen beim Kauen oder Sensibilität der Zähne dazu führen, dass ihre Kinder weniger essen. Diese schmerzbedingte Nahrungsverweigerung kann gravierende Folgen haben, einschließlich Unterzuckerung und Energiedefiziten. Die Kinder essen aufgrund der Schmerzen nicht nur weniger, sondern meiden insbesondere nahrhafte und vitaminreiche Lebensmittel. Stattdessen bevorzugen sie weichere, oft weniger nährstoffreiche Nahrungsmittel, um den Schmerz zu reduzieren.

Diese eingeschränkte Nahrungsaufnahme kann schnell zu einem Ungleichgewicht im Blutzuckerspiegel führen. Eltern berichten, dass ihre Kinder durch die verminderte Kalorienzufuhr lethargisch oder auch sehr unruhig und nervös.

Viele Eltern nehmen eine reduzierte Essensaufnahme als gefährlich wahr und beschreiben schwerwiegende Folgen, darunter Gewichtsverlust und Wachstumsstörungen, da die Kinder unzureichend die notwendigen Vitamine und Nährstoffe aus der Nahrung aufnehmen können. Eine unzureichende Nahrungsaufnahme aufgrund von Zahnproblemen kann zudem zu Mangelernährung führen, was die Gehirnentwicklung beeinträchtigen kann. Dies erhöht nicht nur das Risiko für Wachstumsstörungen, sondern auch für eine reduzierte Gehirnentwicklung und kognitive Fähigkeiten.

Sie hat dann immer weniger gegessen und voll abgenommen. […] sie hat sogar schon schlechte Blutwerte gehabt (Interview 8, Pos. 19).

Im Rahmen der Interviews beschreiben die Eltern weiters, dass sie kariesbedingte Schmerzen beim Kauen oder Sensibilitäten bei ihren Kindern dazu führen kann, dass sie weniger essen, was zu Unterzuckerung und Energiedefiziten führen kann.

[…] weil ein kariesbefallener Zahn ist sehr empfindlich bei Wärme und Kälte. Und da vergeht dem Kind der Appetit und isst weniger und ist dann häufiger unterzuckert und ist dann nervöser, hibbeliger und weiß gar nicht wieso […] (Interview 4, Pos. 17).

Eine weitere Wahrnehmung der Eltern zeigt, dass Zahnverlust eine weitere schwerwiegende Folge von unbehandelter Karies sein kann. Vorzeitiger Zahnverlust kann die Sprachentwicklung und die Fähigkeit, Nahrung effizient zu kauen, beeinträchtigen.

Schließlich kann die durch Zahnschmerzen und Ernährungsprobleme verursachte Mangelernährung und Schlafmangel die Immunabwehr schwächen, was die Kinder anfälliger für Infektionen macht. Dies führt zu einer erhöhten Infektanfälligkeit, was wiederum ihre Gesundheit und Entwicklung weiter beeinträchtigt.

Und das Immunsystem ist natürlich wegen dem Mangel an Vitaminen weit anfälliger für Infekte und sie werden öfters krank [...] was wieder schlecht für die Entwicklung ist (Interview 9, Pos. 25).

Insgesamt zeigt sich aus den Wahrnehmungen der Eltern, dass kariesbedingte Zahnschmerzen weitreichende Auswirkungen auf die Ernährung und die allgemeine Gesundheit von Kindern haben können.

Auswirkungen von kariesbedingtem Schmerz auf psychische und soziale Ebene

Chronische Zahnschmerzen und Infektionen können das allgemeine Wohlbefinden und die Lebensqualität der Kinder erheblich mindern. Kinder, die ständig Schmerzen haben, sind oft gereizt oder sehr introvertiert und können sich nicht richtig konzentrieren, was sich auf alle Lebensbereiche auswirkt, so das Erleben vieler Eltern.

Einige nehmen bei ihren Kindern ein vermehrtes Jammern und Weinen durch die kariesbedingten Schmerzen wahr. Zahnschmerzen lösen eine Vielzahl von negativen Emotionen und Verhaltensänderungen, die das tägliches Leben der Kinder stark beeinträchtigen können aus, was sich den Aussagen der Eltern in vermehrtem Quengeln und Unzufriedenheit äußern kann. Diese ständige Belastung verringert ihre Geduld und führt oft zu Trotzverhalten und negativen Reaktionen.

Sie fühlt sich durch die Schmerzen nicht so wohl und spielt nicht mehr so viel. Sie raunzt auch mehr (Interview 10, Pos. 27).

Andere Eltern beschreiben, dass das Fernbleiben von kariesbedingten Schmerzen die Kinder selbstbewusster macht und eine gute Mundgesundheit sich positiv auf die Lebensqualität des Kindes auswirkt. Diese Wahrnehmung bekräftigt wiederum ein anderes Elternteil damit, dass gesunde Zähne wichtig für das allgemeine Wohlbefinden des Kindes sind.

Also, eine gute Mundgesundheit ist wichtig für das allgemeine Wohlbefinden und auch für ihr Selbstbewusstsein (Interview 9, Pos. 25).

Schmerzen können stark auf die Psyche des Kindes einwirken, dies wiederum bringen die Kinder über verändertes Verhalten (jammern, weinen, laut werden etc.) zum Ausdruck.

Insgesamt führen Zahnprobleme zu einem verminderten allgemeinen Wohlbefinden, das alle Aspekte des Lebens der Kinder beeinflusst. Probleme mit den Zähnen können das Selbstwertgefühl der Kinder stark beeinträchtigen, was langfristige Auswirkungen auf ihre Entwicklung und ihr psychisches Wohlbefinden haben kann.

<u>Auswirkungen von kariesbedingtem Schmerz auf das Schlafverhalten</u>

Eltern erleben, dass Zahnschmerzen den Schlaf erheblich beeinträchtigen können und dazu führen können, dass Kinder nachts häufig aufwachen. Diese nächtlichen Störungen sind nicht nur für das Kind selbst belastend, sondern auch für die Eltern, die ebenfalls unter Schlafmangel leiden können.

Schmerzen können den Schlaf so schlecht machen, da leiden alle darunter (Interview 6, Pos. 19).

Anhaltende Schmerzen können zu chronischem Schlafmangel führen, was die allgemeine Gesundheit und das Wohlbefinden der Kinder weiter beeinträchtigt. Wenn Kinder nicht ausreichend Schlaf bekommen, leidet ihr Immunsystem und das Gehirn kann sich nicht ausreichend entwickeln.

Kinder, die an Zahnschmerzen leiden, erleben oft unruhigen Schlaf und wälzen sich hin und her. Dieses ständige Bewegen und Drehen ist ein Zeichen dafür, dass sie Schwierigkeiten haben, eine bequeme Position zu finden, in der die

Schmerzen nachlassen. Diese Unruhe in der Nacht führt dazu, dass die Kinder morgens müde und erschöpft sind.

Schmerzen können das Einschlafen erschweren, da die Kinder Schwierigkeiten haben, sich zu entspannen. Das unangenehme Gefühl im Mund lässt sie nicht zur Ruhe kommen, und selbst wenn sie endlich einschlafen, ist der Schlaf oft flach und von kurzer Dauer.

Vor allem in Ruhe, da sind die Schmerzen noch ärger. Und das ist halt beim Einschlafen, weil das Kind keine Ablenkung hat. Und tut sich dann schwer mit dem Ein- und Durschlafen. Da ist die Schlafqualität dann schlecht, weil Schmerzen können einem den Schlaf rauben (Interview 4, Pos. 17).

Kinder mit Zahnschmerzen wachen häufig nachts auf und können oft nicht wieder einschlafen.

Viele Eltern erleben durch die kariesbedingten Schmerzen, dass ihr Kind dadurch immer wieder aus dem Schlaf gerissen und hat Schwierigkeiten, die notwendige Ruhe zu finden. Insgesamt führt der Schmerz zu einer schlechten Schlafqualität, was sich negativ auf die Tagesaktivitäten und das allgemeine Wohlbefinden auswirkt. Kinder, die nicht gut schlafen, sind tagsüber oft gereizt, haben Konzentrationsprobleme und weniger Energie für Aktivitäten und das Spielen.

Wahrgenommene Auswirkung der Mundgesundheit auf die Eltern- Kind-Beziehung

Die folgende Hauptkategorie beschäftigt sich mit dem Phänomen der Eltern-Kind- Beziehung. Viele Eltern beschreiben einige Faktoren, welche die Beziehung zwischen Kind und ihnen intensiviert und einige Einflüsse, welche die dem Verhältnis zwischen Eltern und Kind hinderlich sind. Somit werden zwei Subkategorien gebildet, nämlich wahrgenommener hinderlicher Beziehungsaufbau und wahrgenommener förderlicher Beziehungsaufbau.

Wahrgenommener hinderlicher Beziehungsaufbau

Wenn das Kind eine körperliche Abwehrhaltung einnimmt, erschwert dies den Eltern das Zähneputzen und führt zu Spannungen während der Mundpflege. Ebenso erleben Eltern die Weigerung des Kindes, sich die Zähne putzen zu lassen, als erhebliche Herausforderung für die Eltern dar und kann zu Konflikten und Frustration führen. Außerdem erleben Eltern eine verbale Abwehrhaltung ihres Kindes, indem es lautstark protestiert oder schreit als stressiges und belastendes Erlebnis für beide Seiten und dies nehmen Eltern als sehr belastend für die Beziehung wahr.

[...] schimpft voll oft mit mir und sagt auch, dass sie das blöde Zähneputzen nicht mag [...]. Wenn es um das Zähneputzen geht, dann sagt sie, blöde Mama, sie haut auch schon mal, weil sie so grantig ist und sie beißt immer öfter mal [...] (Interview 1, Pos. 26).

Eltern nehmen aufgrund der angespannten Zahnputzsituation wahr, dass sie oft während der Mundpflege negative oder herabsetzende Kommentare machen, dies kann das Selbstwertgefühl des Kindes beeinträchtigen und die Kooperationsbereitschaft verringern.

Eltern beschreiben, dass sie dann auf körperliche Nähe verzichten und schaffen eine distanzierte Atmosphäre, die das Vertrauen und die emotionale Bindung zum Kind während der Mundpflege schwächt.

[...] wenn sie so zu mir sind, dann bin ich traurig und tu mir [...] schwer, dass ich sie noch kuschle [...], weil mich das [...] kränkt. [...] dann gehen sie [...] ohne Gute Nacht Küsschen schlafen, das ist mir dann egal. [...] ich muss mir ja nicht alles gefallen lassen von meinen Kindern. Ich meine es ja nur gut, wenn ich ihnen die Zähne putzen will. Aber wenn sie da eigentlich wegen so etwas Blöden wie Zähneputzen, so die Beziehung zu mir kaputt machen, dann frag ich mich schon, wohin das führt (Interview 1, Pos. 26).

Andere Eltern beschreiben, dass sie eine autoritäre Erziehung verfolgen, bei der strikte Regeln ohne Raum für Diskussionen gelten, allerdings erkennen diese, dass dies beim Kind Widerstand hervorrufen und die Bereitschaft zur Zusammenarbeit beim Zähneputzen mindern kann. Prinzipiell nehmen die Eltern körperliche Gewalt als sehr schlecht und dem Kind schadend wahr, dennoch beschreibt beispielsweise eine Mutter, dass ihr schon einmal ihr Kind aus Affekt geschlagen hat. Diese Art der Durchsetzung der Mundpflege führt zu Angst und Misstrauen beim Kind und beschädigt die Eltern-Kind-Beziehung nachhaltig, so die Wahrnehmung dieser Mutter.

Einige Eltern erzählen in den Interviews, dass sie materielle Belohnungen oder Geschenke als Anreiz für das Zähneputzen nutzen, dies scheint laut Eltern allerdings nur kurzfristig effektiv sein, langfristig eher die intrinsische Motivation des Kindes untergraben. Gleichzeitig nimmt eine Mutter mehr Liebe des Kindes wahr, wenn sie ihrem Kind etwas schenkt.

Eine übermäßig strenge und konsequente Haltung erleben Eltern als zu großen Druck auf das Kind und sie spüren dadurch Widerstand und Verweigerung des Kindes während der Mundhygiene.

Weil wir schon gemerkt haben, dass uns dieser Druck in der Früh allen nicht guttut. Das haben wir im Umgang miteinander gemerkt und natürlich auch mit gegeneinander arbeiten (Interview 6, Pos. 16).

Eine Mama eines Kindes mit besonderen Bedürfnissen beschreibt Ängste, dass die notwendige erhöhte Aufmerksamkeit für Geschwister mit besonderen Bedürfnissen leider mit weniger Zeit für die Mundpflege des anderen Kindes einhergeht und dies beeinflusst die Pflegeroutine und die Beziehungsqualität negativ.

Er bekommt halt viel weniger Aufmerksamkeit beim Zähneputzen [...]. Ich habe Angst, dass er sich dadurch weniger wichtig fühlt und vielleicht sogar weniger geliebt (Interview 8, Pos. 25).

Wahrgenommener förderlicher Beziehungsaufbau

In dieser Kategorie wurden die Aussagen hinsichtlich der Mundpflege zwischen Eltern und Kindern zusammengefasst, welche nach Wahrnehmung der Eltern die Eltern- Kind- Beziehung fördern. Es zeigt sich, dass das gemeinsame Tun und das Miteinander Kernelemente in der positiven Eltern-Kind- Beziehung darstellen.

Einige Eltern empfinden, dass die gemeinsame und bewusste Zeit rund um das Zähneputzen die Beziehung zwischen Eltern und Kind stärkt, indem es als verbindende und regelmäßige Aktivität erlebt wird. Wenn Eltern ihrem Kind vor dem Zähneputzen ein Buch vorlesen, mit ihm kuscheln und kindgerecht erklären, warum Zahnpflege wichtig ist, wird die Mundpflege zu einem angenehmen und lehrreichen Ritual.

Immaterielle Werte wie Kuscheln, das Schaffen von Sicherheit und eine klare Struktur geben dem Kind das Gefühl von Geborgenheit und Unterstützung während der Mundpflege, diese Werte empfinden einige Eltern als sehr förderlich für die Beziehung.

Ich denke, mittlerweile stärkt es unsere Beziehung, weil wir gemeinsam und bewusst etwas tun [...]. Wir lesen auch gern am Abend ein Buch übers Zähneputzen, das gefällt ihm und er ist sehr interessiert an dem Ganzen, da kann ich mit ihm kuscheln und gleichzeitig Wissen vermitteln (Interview 2, Pos. 25).

Eine gute Mischung aus Strenge, Klarheit, Struktur und Liebe schafft ein ausgewogenes Umfeld, in dem das Kind die Wichtigkeit der Mundpflege versteht und sich zugleich geliebt und unterstützt fühlt sind wahrgenommene förderliche Werte für die Eltern.

Ebenso ist von den Eltern wahrgenommen worden, dass gemeinsames Nachdenken über das Zähneputzen und seine Bedeutung, ein besseres Verständnis und eine stärkere Motivation, die Zahnpflege ernst zu nehmen, entwickelt.

[...] und das darüber reden, das tut unserer Beziehung sicher gut, nämlich auch, wenn es mal nicht so gut läuft. Ich nehme mir [...] am Abend auch Zeit für ihn, entweder wir reden einfach [...], oder wir lesen ein Buch zusammen (Interview 4, Pos. 25).

Beispielsweise löst gemeinsames Lachen während der Zahnpflege Anspannung, fördert das Vertrauen und macht das Zähneputzen zu einer positiven und spaßigen Erfahrung.

Unterstützungsmöglichkeiten und Verbesserungsvorschläge in der Prävention von der Mundgesundheit von Kindern

In der abschließenden Kategorie wird eingehend untersucht, welche Ressourcen Eltern zur Förderung der Mundpflege ihrer Kinder zur Verfügung stehen und wie sie diese erfolgreich umsetzen können. Hierbei zeigt sich, dass Eltern vielfältige Hilfsmittel und Informationsquellen nutzen und praktische Strategien in den Alltag ihrer Familien integrieren. Gleichzeitig wird deutlich, dass Eltern auf verschiedene Unterstützungslücken stoßen, die in der Kategorie K3, welche Verbesserungsvorschläge behandelt, ausführlich thematisiert werden. Darüber hinaus werden in der letzten Kategorie sowohl innerfamiliäre als auch außerfamiliäre Unterstützungsmöglichkeiten verdeutlicht, die Eltern in ihrer wichtigen Rolle als Förderer der Mundpflege ihrer Kinder stärken können.

Familieninterne Unterstützungsmöglichkeiten

Die eigene Familie kann viele wertvolle Ressourcen bieten, die für die Eltern eine Unterstützung in der Mundpflege der eigenen Kinder darstellt. Nachstehend werden einige dieser Unterstützungsmöglichkeiten der Eltern beschrieben.

Eltern nehmen regelmäßige Gespräche mit ihren Kindern über die Bedeutung der Mundgesundheit als gute Ressource wahr und verwenden dabei altersgerechte Erklärungen, um das Bewusstsein für die richtige Mundpflege zu fördern. Gemeinsame Gespräche über die Mundgesundheit helfen dabei, ein Verständnis für die Bedeutung von Zähneputzen und regelmäßigen Zahnarztbesuchen zu entwickeln.

Einige Eltern erleben es als sehr wertvoll, dass sie das Zähneputzen als feste Routine in den täglichen Ablauf integrieren, um Kindern dabei zu helfen, gute Gewohnheiten zu entwickeln.

Und ich glaub letztendlich würde ich sagen, dass man sich das Leben leichter macht, wenn man ein Ritual zum Zähneputzen einführt, dass es halt einfach dazu gehört, täglich, und nicht im Ausnahmefall gemacht wird. So wie duschen und essen. Das ist ja auch regelmäßig zu machen (Interview 7, Pos. 31).

Weitere nützliche Hilfsmittel stellen laut Eltern Bücher über Zähneputzen oder Lieder, die das Thema behandeln dar, um den Kindern dabei zu helfen, Spaß am Zähneputzen zu finden und gleichzeitig Wissen zu vermitteln. Das Singen von Zahnputzliedern erleben Eltern als positiv und empfinden es als Hilfe um den Kindern die Zähne gründlich putzen zu können. Auch Videos auf Plattformen wie YouTube können Kindern anschaulich erklären, warum und wie man seine Zähne putzt und gleichzeitig davon abzulenken, dass die Zähne geputzt werden müssen.

Ich singe ihr ein Lied vor, manchmal einfach irgendeines, das mir gerade einfällt und manchmal ihr Lieblingslied, das ist Benjamin Blümchen [...] Oder ich sag ihr, dass sie danach noch ein Buch vorgelesen bekommt. [...] Oder wenn gar nichts hilft, darf sie sogar mal kurz ein Video auf YouTube auf meinem Handy schauen, während ich ihr die Zähne putze. Ist sicherlich nicht die beste Idee, aber ich kann zumindest die Zähne putzen (Interview 3, Pos. 15).

Manche Kinder können beim Zähneputzen mit ihren Lieblingsspielzeugen spielen oder dabei ihre Lieblingsmusik oder Hörspiele hören, um die Zeit zu genießen, dies beschreiben die Eltern ebenfalls als Unterstützungsmöglichkeit bei der Mundpflege ihrer Kinder.

Eine Mutter beschreibt die KAI- Zahnputz- Methode (Kauflächen, Außenflächen, Innenflächen) um ihrem Kind systematisch und gründlich die Zähne zu putzen zu können, als sehr hilfreich.

Der familiäre Zusammenhalt und die Unterstützung durch den Partner nehmen Eltern als förderliche Ressource, indem sie gemeinsam mit den Kindern Zähneputzen oder auch die Aufgaben aufteilen um Mundhygiene für alle als etwas Positives zu erleben.

Auch wird im Rahmen der Interviews thematisiert, dass Eltern im Internet zusätzliche Informationen und Tipps zur Mundgesundheit nachlesen und dieses vertiefte Wissen nehmen Eltern als Unterstützungsmöglichkeit wahr, denn sie können wertvolle Informationen ihren Kindern weitergegeben und praktisch anwenden.

Als weitere familiäre Ressource werden Rollenspiele genannt, bei denen Eltern und Kinder abwechselnd Zahnarzt und Patient spielen. Diese erleben Eltern als hilfreich und unterstützen die Kinder um Ängste abzubauen und die Bedeutung der Mundpflege besser zu verstehen.

Oder wir spielen Rollenspiele, das mag sie auch so gerne. Und sie liebt es auch mir die Zähne zu putzen, das darf sie auch immer wieder mal (Interview 6, Pos. 17).

Eine Sanduhr wird auch als Hilfsmittel beschrieben, da diesen Kindern visuell zeigen kann, wie lange sie ihre Zähne putzen sollen, um sicherzustellen, dass sie genug Zeit dafür einplanen. Manche Eltern erlauben es ihren Kindern, ihre Lieblingskuscheltiere oder Puppen die Zähne zu putzen, um die Kinder mehr mit Zähneputzen spielerisch und gleichzeitig pädagogisch wertvoll vertraut zu machen.

Manchmal sing ich ihr ein Lied während des Zähneputzens vor, oder sie schaut sie ein Buch an, oder sie putzt ihren Kuschelfreunden die Zähne und sie hat jede Menge Kuscheltiere, die geben ihr so Sicherheit. Und wir haben auch so Bücher, die sehr kindgerecht erklären, warum Zähneputzen so wichtig ist. Oder ich lass sie auch manchmal die Zahnpasta aussuchen, weil wir verschiedene Kinderzahnpasten haben. Da fühlt sie sich dann so groß und freut sich, dass sie selbst Entscheidungen treffen darf, auch wenn es eine ganz kleine nur ist (Interview 6, Pos. 17).

Familienmitglieder mit Fachwissen, wie zum Beispiel Zahnärzte, können wichtige Informationen zur Mundgesundheit vermitteln und Eltern bei der Erziehung ihrer Kinder unterstützen.

Die oben beschriebenen Maßnahmen können dazu beitragen, dass Kinder die Bedeutung der Mundpflege verstehen und diese in ihren Alltag integrieren. Es werden viele kreative Ansätze innerhalb der Familie beschrieben, welche Eltern als sehr hilfreich wahrnehmen.

Familienexterne Unterstützungsmöglichkeiten

In der folgenden Kategorie wird aufgezeigt, welche Rolle Personen außerhalb des Familienkreises in der Mundpflege der Kinder spielen. Einige der interviewten Eltern erkennen, wie wichtig regelmäßige Besuche beim Zahnarzt sind, um die Mundgesundheit ihrer Kinder im Blick zu behalten. Durch diese Besuche kann sichergestellt werden, dass eventuelle Probleme frühzeitig erkannt und behandelt werden. Es gibt Eltern ein gutes Gefühl zu wissen, dass auch außerhalb der Familie einiges getan wird, um die Zähne ihrer Kinder gesund zu halten und ihnen eine starke Grundlage für die Zukunft zu bieten.

Eltern berichten von der Zahngesundheitserzieherin im Kindergarten, welche wertvolle Tipps zur zahnfreundlichen Ernährung der Kinder gibt. Sie bietet außerdem interaktive Aktivitäten wie Puzzles und Spiele an, die den Kindern Spaß machen und sie für gesunde Zahnhygiene motivieren. Als besonders schön nehmen Eltern wahr, wenn die Kinder für ihre guten Zahnpflegegewohnheiten mit einer Urkunde für gesunde Zähne belohnt werden.

[...] im Kindergarten kommt einmal im Jahr die Zahngesundheitserzieherin, die schaut sich auch die Zähne von den Kindern an und bekommt dann so Informationsblätter mit und auch einen Zettel, auf dem oben steht, dass sie schöne Zähne hat- das ist ja auch meine Wahrnehmung. Das find ich eh eine ziemlich gute Sache. Die Kinder bekommen ganz spielerisch wichtige Infos zum Thema Zähneputzen, Karies und Ernährung. Machen so Arbeitsblätter und Puzzle (Interview 6, Pos. 15).

Eltern erleben es äußerst hilfreich, dass der Kinderarzt die Eltern mit wichtigen Informationen zu Zahnutensilien und der allgemeinen Mundgesundheit ihrer Kinder versorgt. Gerade Zeit wird als wertvolle Ressource wahrgenommen. Darüber hinaus berichten einige Eltern von regelmäßigen Kontrollen, welche der Kinderarzt durchführt, um die Zahngesundheit der Kinder zu überwachen. Diese Vorsorgeuntersuchungen vermitteln Sicherheit, dass alles in Ordnung ist, oder helfen den Eltern dabei, rechtzeitig Maßnahmen zu ergreifen, sofern die Mundgesundheit der Kinder gefährdet ist.

Der Austausch mit Freunden und anderen Eltern erscheint äußerst wertvoll für Eltern zu sein, wenn es um die Mundpflege und -gesundheit der Kinder geht. Durch das Teilen von Erfahrungen und Tipps erhalten Eltern praktische Ratschläge, die helfen, die eigenen Kinder besser zu unterstützen. Ob es um die Auswahl der richtigen Zahnbürste, effektive Putztechniken oder den Umgang mit Zahnarztbesuchen geht – die Erfahrungen anderer Eltern bieten eine wertvolle Orientierungshilfe. Eltern erleben diesen Austausch als vertrauensstärkend wahr. Ein gutes Netzwerk aus Freunden scheint eine wertvolle Ressource für Eltern zu sein.

Und nachdem ich viele Freunde mit Kindern habe, tausche mich auch mit anderen Eltern darüber aus (Interview 2, Pos. 19).

Eltern beschreiben, dass wertvolle Unterstützungsmöglichkeiten durch externe Personen, welche dazu beitragen, dass Kinder von verschiedenen Seiten fundierte Informationen und Betreuung erhalten, die ihre Mundgesundheit fördern können.

Verbesserungsvorschläge von Eltern

Die dritte Subkategorie in dieser Hauptkategorie bilden Verbesserungsvorschläge der Eltern auf Meso- und Makroebene. Eltern nehmen ganz konkrete Lücken hinsichtlich der Förderung der Mundgesundheit der Kinder wahr und nennen einige Wünsche, welche die Mundgesundheit der Kinder noch besser und nachhaltig unterstützen könnten.

Eltern nehmen wahr, dass während der MUKI-Untersuchungen (Mutter-Kind-Pass) verstärkt Informationen über die Mundgesundheit von Kindern vermittelt werden sollten. Dies würde helfen, Eltern bereits während der Schwangerschaft für das Thema zu sensibilisieren und sie auf die Bedeutung der frühen Zahnpflege für ihre Kinder aufmerksam machen.

Vielleicht wäre es noch gut, wenn die Eltern bei der Mutter- Kind- Pass Untersuchung schon beim Frauenarzt, also bevor das Baby da ist, schon Informationen bekommen, dass Zähneputzen bei den ganz Kleinen schon wichtig ist (Interview 1, Pos. 53).

Eltern wünschen sich eine erhöhte Sensibilisierung und Kompetenz ihrer Kinderärzte, um bedürftige Familien zu erkennen und ihnen gezielt Informationen über die Mundgesundheit ihrer Kinder bereitzustellen. Dies könnte durch Schulungen und spezifische Weiterbildungen erreicht werden. Ärzte sollten vermehrt als Vermittler für Selbsthilfegruppen, Vorträge und Seminare fungieren, um Eltern das benötigte Wissen zur Mundgesundheit ihrer Kinder direkt zu vermitteln.

[...] Kinderärzte da besser oder spezieller geschult werden um Informationen an jene Eltern zu bekommen, die es auch tatsächlich benötigen. Vielleicht könnte der Kinderarzt auch als Vermittler wirken, wenn es zum Beispielsweise so eine Art Selbsthilfegruppen gäbe (Interview 6, Pos. 27).

Eltern schlagen vor, dass gezielte Bildungsprogramme im Kindergartenalter eingeführt werden sollten, um Kinder frühzeitig für ihre eigene Zahngesundheit zu sensibilisieren. Dies könnte durch altersgerechte Workshops und Aktivitäten erfolgen.

Eltern äußern das Bedürfnis, dass ein besonderes Augenmerk daraufgelegt werden sollte, Eltern mit niedriger Gesundheitskompetenz zu identifizieren und zu erreichen, um ihnen grundlegendes Wissen zur Mundgesundheit ihrer Kinder zu vermitteln. Dies könnte durch vereinfachte Sprache und niederschwellige Informationsmaterialien erreicht werden.

Gynäkologen im Rahmen des Mutter-Kind-Passes sollten in der Lage sein, Eltern mit niedriger Gesundheitskompetenz zu erkennen und diese mit relevanten Informationen zur Mundgesundheit ihrer Kinder zu unterstützen.

Eltern würden empfehlen, dass verpflichtende Seminare für werdende Eltern eingeführt werden sollten, die Themen wie Zahngesundheit, Ernährung und Unfallverhütung behandeln. Dies könnte helfen, Eltern frühzeitig umfassend zu informieren.

[...] noch viel mehr in die Mutter- Kind- Pass Untersuchungen integrieren. Vielleicht wäre es sinnvoll, wenn im Rahmen der Mutter- Kind- Pass Untersuchung ein verpflichtendes, oder empfohlenes Seminar gemacht werden sollte, wo es genau um diese Themen geht, Zahngesundheit, Gesundheitskompetenz, Ernährung, Unfallverhütung und so weiter [...] (Interview 3, Pos. 29).

Es scheint für einige Eltern auch sehr wichtig zu sein, mehr Informationsmaterialien zur Mundgesundheit praxisnah zu gestalten. Diese sollten mehr Tipps für Eltern von Kindern mit besonderen Bedürfnissen enthalten und deren spezifische Bedürfnisse besser berücksichtigen.

Ein weiterer wesentlicher Punkt betrifft die schriftlichen Informationen, welche laut Eltern praktischer gestaltet werden sollten. Broschüren und Informationsmaterialien sollten weniger textlastig sein und die Sprache sollte vereinfacht werden, um sie für alle Eltern zugänglicher zu machen. Broschüren spezifische Tipps und Tools enthalten, um Eltern bei der Bewältigung von Herausforderungen wie der Zahnputzverweigerung ihrer Kinder zu helfen. Praktische Tools wie Checklisten und visuelle Anleitungen sollten verstärkt in Informationsbroschüren eingebaut werden, um Eltern bei der Umsetzung von Empfehlungen zur Mundgesundheit ihrer Kinder zu unterstützen.

Es wird vorgeschlagen, Kampagnen und Werbung zum Thema Mundgesundheit von Kindern in sozialen Medien wie Facebook, Twitter, Instagram und TikTok sowie im Fernsehen zu schalten, um eine breite Zielgruppe zu erreichen und das Bewusstsein zu fördern.

Ich glaube es geht ganz viel um das Bewusstsein der Eltern. Und das sollte gefördert werden mit so Kampagnen vielleicht, oder vielleicht auch Werbungen im TV schalten (Interview 6, Pos. 29).

Die oben beschriebenen Verbesserungsvorschläge der Eltern zielen darauf ab, die Mundgesundheit der Kinder durch eine verbesserte Informationsvermittlung und umfassendere Unterstützung seitens der Gesundheitsdienstleister und der öffentlichen Gesundheitspolitik nachhaltig zu fördern. Eltern sind der Meinung, dass Kinder durch eine enge Zusammenarbeit zwischen Zahnärzten, Kinderärzten und Kindergartenpädagogen sowie durch gezielte Informationsveranstaltungen und Workshops besser betreut werden könnten.

Eltern glauben, dass leicht zugängliches, kindgerechtes Informationsmaterial und moderne Kommunikationsmittel wie die sozialen Medien helfen würden, die Zahnpflege der Kinder noch effektiver zu gestalten.

Durch diese Maßnahmen könnten Gesundheitsdienstleister und die öffentliche Gesundheitspolitik die Unterstützung für Eltern erheblich verbessern und damit die Zahngesundheit der Kinder langfristig fördern. Es wird von den Eltern gehofft, dass diese Vorschläge ernsthaft berücksichtigt und umgesetzt werden, um eine gesunde Zukunft für unsere Kinder zu gewährleisten.

Diskussion

Orale Erkrankungen haben erhebliche Auswirkungen auf Gesundheit, Wohlbefinden, Gesundheitssysteme und Volkswirtschaften und tragen zur zunehmenden Belastung durch nichtübertragbare Krankheiten bei. Die meisten Mundkrankheiten können durch Selbstbehandlung oder durch einfache, evidenzbasierte und kostenwirksame bevölkerungsweite Maßnahmen verhindert werden, einschließlich Maßnahmen zu den umfassenderen sozialen, wirtschaftlichen und politischen Determinanten der Gesundheit, die es ermöglichen, die Krankheitslast erheblich zu reduzieren und negative Auswirkungen zu begrenzen. Negative Auswirkungen unbehandelter Karies treten häufig bei Kindern und Jugendlichen auf und verursachen häufig akute Infektionen, Zahnschmerzen und Beschwerden. Unbehandelte Karies beeinträchtigt die Fähigkeit eines Kindes zu essen, zu sprechen, zu lernen und zu schlafen. Schwere unbehandelte Karies bei Kindern beeinträchtigt Ernährung, Wachstum und Gewichtszunahme (WHO, 2022).

Das Ziel dieser Masterarbeit war es, die elterliche Wahrnehmung der Mundgesundheit von ihren null- bis sechsjährigen Kindern im familiären Setting zu untersuchen und die beschriebenen Phänomene, wie beispielsweise erlebter Stress oder wahrgenommene Reaktion auf Schmerz des Kindes zu identifizieren und zu beschreiben. Dies wurde anhand von ExpertInneninterviews untersucht.

Kariesbedingter Schmerz bei Kindern beeinträchtigt ihr Wohlbefinden und ihre täglichen Aktivitäten, führt zu Schlafmangel und Konzentrationsschwierigkeiten und verschlechtert die Lebensqualität erheblich. Eine große Herausforderung ist, dass kleine Kinder ihre Schmerzen oft nicht ausdrücken oder lokalisieren können. Eltern erleben beim

Zähneputzen häufig Schwierigkeiten durch die körperliche und verbale Abwehrhaltung ihrer Kinder, was zu Spannungen und Konflikten führt.

Die Forschungsfrage, welche Wahrnehmung Eltern hinsichtlich der Mundgesundheit ihrer null- bis sechsjährigen Kinder haben, wurde sehr gut anhand der Interviews dargestellt. Auch die zweite Forschungsfrage, welche Einflüsse und Faktoren bei der elterlichen Fürsorge zur Mundgesundheit ihrer Kinder eine Rolle spielen, konnte deutlich gemacht werden, indem beispielsweise aufgezeigt wurde, dass das Phänomen Stress die Eltern sehr stark beeinflusst.

Die Ergebnisse zeigen, dass Stress der Eltern sich sowohl auf die eigene Gesundheit als auch auf die ihrer Kinder auswirkt. Einige Kinder reagieren auf Stress der Eltern mit emotionaler Überforderung. Jüngere Kinder reagieren oft mit Trotzverhalten und verstärken den Stress von Mutter und Vater. Eltern, welche alleinerziehend sind, beschrieben die Mundpflege als deutlich stressiger, da sie die Herausforderungen alleine meistern müssen. Eltern mit höherem Bildungsstand erleben den alltäglichen Stress als weniger herausfordernd und können auch Informationen aus Broschüren über Mundgesundheit leichter umsetzen als jene Befragte, die ein niedrigeres Bildungsniveau aufweisen.

Die WHO bewertet Stress als eine der größten Gesundheitsgefahren des 21. Jahrhunderts. Familienbedingter Stress ist eine Reaktion auf Situationen, in denen Eltern gefordert sind, ihre Energie zu fokussieren, um die Herausforderung zu bewältigen. Im alltäglichen Verständnis ist Stress mit einem Anstieg von innerer Anspannung, Druck und Nervosität verbunden, bei intensivem Stress auch mit erhöhter Gereiztheit oder einer starken Fokussierung auf das herausfordernde Ereignis. Langanhaltender oder zu intensiver Stress kann zu gesundheitlichen Problemen führen (Stächele, Heinrichs & Domes, 2020).

Das Wichtigste ist, Stress zu erkennen und zu bewältigen, um negative physische und emotionale Folgen zu vermeiden. Dazu gibt es eine Reihe an Stressbewältigungsstrategien, wie beispielsweise die eigenen Stresssignale erkennen und zu reflektieren, sich Zeit nehmen für Sinnvolles, Entspannendes und Schönes gemeinsam mit der Familie erleben, Achtsamkeitsübungen und Atemübungen praktizieren, auf ausreichend qualitativen Schlafen achten, die eigenen Emotionen wahrnehmen und mit dem/der PartnerIn besprechen und die emotionalen Bedürfnisse aller Familienmitglieder berücksichtigen. Weiters ist es wichtig, gut mit der eigenen Energie hauszuhalten und das Unterstützungssystem zu nutzen. Dies kann den Stressabbau und das Wohlbefinden fördern. Bei Überwältigung des Stresses und bei emotionaler Überforderung ist es wichtig, dass sich Eltern professionelle Unterstützung und Hilfe suchen (Tiret & Knurek, 2020).

Eltern fungieren als wichtige Bezugspersonen für ihre Kinder. Es gibt Literaturquellen, die daraufhin deuten, dass die Gesundheitskompetenz der Eltern die der Kinder partiell beeinflussen kann. Es ist somit naheliegend, dass durch eine Steigerung der elterliche Gesundheitskompetenz gleichzeitig eine positive Auswirkung bei der Gesundheitskompetenz der Kinder erreicht werden kann (IfGP, 2017). Die Ergebnisse zeigen, dass die InterviewpartnerInnen vorwiegend ein gutes Bildungsniveau haben.

Zukünftige Forschung könnte sich darauf konzentrieren, die Gesundheitskompetenz der Eltern im Hinblick auf ihr Bildungsniveau zu untersuchen. Zudem wäre es interessant zu erforschen, inwieweit mögliche Faktoren der Eltern wie Alter, sozioökonomischer Status, Geschlecht und Familienstand die Mundgesundheit der Kinder beeinflussen.

Zur Erhebung der Gesundheitskompetenz der Bevölkerung kann ein *Health Literacy Survey*-Instrument verwendet werden. Dieser Fragebogen erfasst die subjektiv wahrgenommenen Schwierigkeiten einer Person im Umgang mit gesundheitsrelevanten Informationen und Aufgaben. Dabei wird gemessen, wie schwer es der Person fällt, gesundheitsbezogene Informationen in den Bereichen Krankheitsbewältigung, Krankheitsprävention und Gesundheitsförderung zu finden, zu verstehen, zu bewerten und anzuwenden (De Gani, Jaks, Bieri & Kocher, 2021).

Schlussfolgerung, Limitation und Ausblick

Die vorliegende Arbeit hat gezeigt, dass Eltern eine Schlüsselrolle für die Mundgesundheit ihrer Kinder einnehmen. Trotz der erzielten Fortschritte gibt es einige Limitationen, die in zukünftigen Studien adressiert werden sollten.

Bei Limitationen einer qualitativen Forschungsarbeit ist es wichtig, dass diese transparent dargestellt und diskutiert werden, um die Glaubwürdigkeit und Transparenz der Forschung zu gewährleisten.

Die Studie basiert auf Interviews mit zehn Eltern, was nicht repräsentativ für die gesamte Population der Eltern von Kindern zwischen null und sechs Jahren ist. Dennoch ist jede Aussage der ExpertIn ein wichtiger Beitrag zu den beschriebenen Phänomenen. Für die Interviews konnten vorwiegend Frauen mit unterschiedlichem Bildungsstand gewonnen werden. Die StudienteilnehmerInnen waren alle aus dem städtischen Bereich in Oberösterreich. Interessant wäre eine Untersuchung mit weiteren InterviewteilnehmerInnen aus dem ländlichen Bereich.

Die Antworten der TeilnehmerInnen könnten durch soziale Erwünschtheit oder die aktuelle Stimmung beeinflusst worden sein, was die Konsistenz der Daten beeinträchtigen könnte.
Aufgrund der zeitlichen Begrenzungen der Interviews könnten möglicherweise Themen nur oberflächlich behandelt worden sein und nicht alle Aspekte behandelt werden.

Möglicherweise hat die Anwesenheit der Forscherin das Verhalten der TeilnehmerInnen durch die Anwesenheit beeinflusst. Eltern könnten ihre Antworten so formuliert haben, dass sie sozial erwünscht erscheinen, anstatt ihre tatsächlichen Meinungen zu äußern. Darüber hinaus könnte die Methodik dieser Arbeit durch eine größere Stichprobe, längere Interviews und quantitative Erhebungen, wie beispielsweise die Gesundheitskompetenz der Eltern mittels quantitativen Fragebogens zu erheben, weiter untersucht werden.

Für weitere Forschungen wäre es von Interesse, die Kinder selbst zum Thema Mundgesundheit zu befragen, indem die Kinder mit ihren Perspektiven und Wahrnehmungen in den Mittelpunkt gerückt werden, je nach kognitiven und physischen Fähigkeiten. Die Selbstkompetenz der Kinder sollte gefördert werden, indem untersucht wird, was sie benötigen, um dies umsetzen zu können. Darüber hinaus wäre es interessant, eine Kooperation mit den Kinderbetreuungseinrichtungen in Erwägung zu ziehen, bei der das morgendliche Zähneputzen der Kinder in besonderen Stresssituationen der Eltern in die Betreuungseinrichtungen verlagert wird. Die Verantwortung bleibt weiterhin bei den Eltern, da die Bindung zwischen Eltern und Kindern die stärkste ist. Es wird lediglich der morgendliche Stress reduziert, was sowohl für das Kindeswohl als auch für das Wohl der Eltern von Vorteil wäre und der Förderung der Zahngesundheit dient.

Die Ergebnisse dieser Studie haben auch praktische Implikationen für Kinderbetreuungseinrichtungen, Kinderärzte, Zahnärzte und die Politik. Beispielsweise könnten einige Ideen der Eltern hinsichtlich der Unterstützungsmöglichkeiten, wie die Schaltung von kariespräventiver Werbung in sozialen Medien, verpflichtende Seminare für werdende Eltern, oder gezielte Informationsbroschüren für Eltern mit Kindern mit besonderen Bedürfnissen, strategisch umgesetzt werden.

Literaturverzeichnis

Aguinis, H. J., Gottfredson, R. K. & Pollack, J. M. (2022). Antecedents of Self-Control and the Implications for Public Health: The Role of Personal Goal Setting. *Psychological Science in the Public Interest*. 23 (2)

Amt der Oö. Landesregierung (2022). *Eltern und Kinder. Rechte und Pflichten*. Zugriff am 06.10.2023. Verfügbar unter https://www.kinder-jugendhilfe-ooe.at/Mediendateien/dl_elki_rechte_pflichten.pdf

Berg, B., Cremer, M., Flothkötter, M., Koletzko, B., Krämer, N., Krawinkel, M., ... Weißenborn, A. (2021). Kariesprävention im Säuglings- und frühen Kindesalter. Handlungsempfehlungen des bundesweiten Netzwerks Gesund ins Leben. *Monatsschrift Kinderheilkunde*, 169 (6), 550-558. doi: https://doi.org/10.1007/s00112-021-01167-z

Bodenwinkler, A., Sax, G., Kerschbaum, J. (2017). *Länder-Zahnstatuserhebung 2016: Sechsjährige in Österreich.* Zugriff am 05.09.2021. Verfügbar unter https://jasmin.goeg.at/300/1/Länder-Zahnstatuserhebung_2016_Final.pdf

Bogner, A., Littig, B. & Menz, W. (2014). *Interviews mit Experten. Eine praxisorientierte Einführung*. Wiesbaden: Springer VS.

Boukhobza, S., Stamm, T., Glatthor, J., Meißner, N. & Bekes, K. (2020). Changes in oral health-related quality of life among Austrian preschool children following dental treatment under general anaesthesia. *Clinical Oral Investigations, 2021* (25), 2821-2826. doi: https://doi.org/10.1007/s00784-020-03598-6

Bundesamt für Gesundheit (BAG) (2018). *Gesundheitsförderung und Prävention in der frühen Kindheit*. Zugriff am 06.10.2023. Verfügbar unter https://www.google.com/url?sa=t&rct=j&q=&esrc=s&source=web&cd=&ved=2ahUKEwiE56Ls6OCBAxUfhv0HHWh4ALwQFnoECBkQAQ&url=https%3A%2

F%2Fwww.bag.admin.ch%2Fdam%2Fbag%2Fde%2Fdokumente%2Fnpp%2Fkinder-und-jugend%2Fflyer_fruehe-kindheit.pdf.download.pdf%2F255.025.003%2520Praev_FrueheKindheit_FLYER_d_web.pdf&usg=AOvVaw04KuemPcTcqze8MPn1Uvjf&opi=89978449

Bundesministerium für Soziales, Gesundheit, Pflege und Konsumentenschutz (2021): *Gesundheitskompetenz in Österreich: Ergebnisse der Österreichischen Gesundheitskompetenz- Erhebung HLS$_{19}$-AT.* Zugriff am 15.10.2023. Verfügbar unter https://jasmin.goeg.at/1833/1/HLS19-AT%20Bericht_bf.pdf

Creswell, J. W., & Poth, C. N. (2018). *Qualitative Inquiry and Research Design: Choosing Among Five Approaches.* Zugriff am 12.06.2024. Verfügbar unter https://books.google.at/books?hl=de&lr=&id=DLbBDQAAQBAJ&oi=fnd&pg=PP1&dq=Creswell,+J.+W.,+%26+Poth,+C.+N.+(2017).+Qualitative+Inquiry+and+Research+Design:+Choosing+Among+Five+Approaches.&ots=-io93dDQRA&sig=lagksSMW5hz4elhQiTbhDN0wyF0#v=onepage&q&f=false

De Buhr, E. & Tannen, A. (2020). Parental health literacy and health knowledge, behaviours and outcomes in children: a cross-sectional survey. *Biomed Central, 20*(1096), 1-9. doi: https://doi.org/10.1186/s12889-020-08881-5

De Gani, S. M., Jaks, R., Bieri, U. & Kocher, J. P. (2021). *Health Literacy Survey Schweiz 2019- 2021. Zugriff am: 20.07.2024.* Verfügbar unter: https://www.bag.admin.ch/bag/de/home/strategie-und-politik/nationale-gesundheitspolitik/gesundheitskompetenz.html#-1685419817

Dieng, S., Cisse, D., Lombrail, P. & Azogui- Lévy S. (2020). Mothers´ oral health literacy and children´s oral status in Pikine, Senegal: A pilot study. *PloS ONE, 15*(1), 1-12. doi: https://doi.org/10.1371/journal.pone.0226876

Egger, M., Razum, O., Rieder, A. (2021). *Public Health Kompakt* (4. aktualisierte und erw. Aufl.). Berlin: De Gruyter.

Dresing, T. & Pehl, T. (2018). *Praxisbuch Interview, Transkription & Analyse. Anleitungen und Regelsysteme für qualitativ Forschende.* (8. Auflage). Marburg: Eigenverlag.

Flick, U. (2016). *Qualitative Sozialforschung: eine Einführung* (7. Aufl.). Reinbek: Rowohlt.

Flick, U., von Kardorff, E., Steinke, I. (2022). *Qualitative Forschung. Ein Handbuch* (14. Auflage). Reinbeck bei Hamburg: Rohwolt.

Fong Lai, S. H., Wun Wong, M. K., Ming Wong, H. & Yung Yiu, C. K. (2017). Parental Oral Health Literacy of children with severe early childhood caries in Hong Kong. *European Journal of Paediatric Dentistry, 18*(4), 326-331. doi: 10.23804/ejpd.2017.18.04.11

Gesundheit Österreich GmbH (GÖG) (2020). *Jahresbericht 2020.* Zugriff am 31.01.2023. Verfügbar unter https://goeg.at/sites/goeg.at/files/inline-files/GOEG_Jahresbericht_2020_ACC_send.pdf

Health Literacy in Dentistry Working Group (2013). A Consensus Statement from the European Association of Dental Public Health and the European Federation of Periodontology. *Journal of Dental Education*, 77(8), 912–922. doi:10.1002/j.0022-0337.2013.77.8.tb05823.x

Helfferich, C. (2022). *Die Qualität qualitativer Daten. Manual für die Durchführung qualitativer Interviews* (5. Auflage). Wiesbaden: Springer VS.

Institut für Gesundheitsförderung und Prävention (IfGP) (2017). *Forschungsbericht. Gesundheitskompetenz von Kindern und Jugendlichen. Herausforderungen und Überblick zum aktuellen Stand der Forschung.* Zugriff am 30.01.2021. Verfügbar unter https://www.ifgp.at/cdscontent/load?contentid=10008.649229&version=1518160812

Isong, I. A., Luff, D., Perrin, J. M., Winickoff, J. P. & Ng, M. W. (2012). Parental Perspectives of Early Childhood Caries. *Clinical Pediatrics, 51*(1), 77-85. doi: 10.1177/0009922811417856

Kamiab, N., Kamalabadi, Y. M. & Fathollahi, M. S. (2021). DMFT of the First Permanent Molars, dmft and Related Factors among All First-Grade Primary School Students in Rafsanjan Urban Area. *Journal of Dentistry*. 22(2). 109-117. doi: 10.30476/DENTJODS.2020.85573.1136

Kassenzahnärztliche Bundesvereinigung (KZBV), Bundeszahnärztekammer (BZÄK) (2014). *Frühkindliche Karies vermeiden. Ein Konzept zur zahnmedizinischen Prävention bei Kleinkindern.* Berlin. Locher Print- & Medienproduktion.

Kleining, G. (2007). *Der qualitative Forschungsprozess.* Zugriff am 01.03.2024. Verfügbar unter https://www.ssoar.info/ssoar/bitstream/handle/document/893/ssoar-2007-kleining-der_qualitative_forschungsprozess.pdf;jsessionid=C97D26A431B135028830460DD774CE6C?sequence=1

Landeweerd, L. (2004). Principlism and the problem of deductive ethics. *Global Bioethics*, 17(1), 161-166. doi: 10.1080/11287462.2004.10800855

Lemos, J. A., Palmer, S. R., Zeng, L., Wen, Z. T., Kajfasz, J. K., Freires, I. A., … Brady, L. J. (2019). The Biology of Streptococcus mutans. *Microbiology Spectrum, 7* (1), 1-18. doi:10.1128/ microbiolspec.GPP3-0051-2018.

Lincoln, Y.S. & Guba, E.G. (1985). *Naturalistic Inquiry.* London: Sage.

Maccoby, E. E., & Martin, J. A. (2016). Socialization in the context of the family: Parent-child interaction. Handbook of Child Psychology and Developmental Science. Socioemotional Processes. John Wiley & Sons, Inc 3(7),154–209. doi:10.1002/9781118963418.childpsy312

Mayer, H., (2018). *Pflegeforschung kennenlernen. Elemente und Basiswissen* (7. überarbeitete Auflage). Wien: Facultas.

Mayer, H. (2015). *Pflegeforschung anwenden. Elemente und Basiswissen für das Studium* (4.überarbeitete Auflage). Wien: Facultas.

Mayring, P. (2015). *Qualitative Inhaltsanalyse. Grundlagen und Techniken* (12. Auflage). Weinheim/ Basel: Beltz.

Mayring, P. (2022). *Qualitative Inhaltsanalyse. Grundlagen und Techniken* (13. Auflage). Weinheim/ Basel: Beltz.

Misoch, S. (2019). *Qualitative Interviews.* Berlin, Boston: De Gruyter Oldenbourg.

Müller, L., Schmidt, J. (2019). Familial Perception of Children's Oral Health: Implications for Public Health Strategies. *Journal of Pediatric Dentistry* ,10(4), 278-291.

Peres, M. A., Macpherson, L. M. D., Weyant, R. J., Daly, B., Venturelli, R., Mathur, M. R. & Watt, R. G. (2019). Oral diseases: a global public health challenge. *The Lancet*, 394(10194), 249-260. doi:10.1016/S0140-6736(19)31146-8

Pitts, N. B., Baez, R. J., Diaz- Guillory, C., Donly, K. J., Feldens, C. A., McGrath, C., ... Twetman, S. (2019). Early Childhood Caries: IAPD Bangkok Declaration. *International Journal of Paediatric Dentistry, 29,* 384-386. doi: 10.1111/ipd.12490

Przyborsky, A. & Wohlrab-Sahr, M. (2014). *Qualitative Sozialforschung. Ein Arbeitsbuch* (4. Auflage.). München: Oldenbourg Verlag Zugriff am

29.03.2024, Verfügbar unter http://lehre.martinvoss.de/wp-content/uploads/2020/05/Mod-2-Przyborski-Wohlrab-Sahr-2014-Qualitative-Sozialforschung.-Ein-Arbeitsbuch.pdf

Reitz, D. (2007). *Die ethische Beurteilung der Präimplantationsdiagnostik aus der Per- spektive der Prinzipienethik (Tom L. Beauchamp/James F. Childress) und der feministi- schen Ethik (Susan Sherwin*). Unveröffentlichte Studienabschlussarbeit, Philipps- Universität, Marburg.

Rodrigues, J. A., Olegario I., Assunção, C. M. & Bönecker, M. (2022) Future Perspectives in Pediatric Dentistry: Where are We Now and where are We Heading? *International Journal of Clinical Pediatric Dentistry, 15* (6), 793-797. doi: 10.5005/jp-journals-10005-2475

Scharfetter, C. (2020). *Allgemeine Psychopathologie* (8. unveränderte Auflage). Stuttgart, New York: Georg Thieme Verlag.

Schwendicke, F., Elhennawy, K. & Paris, S. (2021). Inequality and caries experience: a study in 48 countries. *Journal of Dental Research,*100(1), 66-72. doi: 10.1177/0022034520961786

Singh, N., Dubey, N., Rathore, M. & Pandey, P. (2020). Impact of early childhood caries on quality of life: Child and parent perspectives. *Journal of Oral Biology and Craniofacial Research, 10(*2), 83-86. doi: 10.1016/j.jobcr.2020.02.006

Stächele, T., Heinrichs, M. & Domes, G. (2020). *Ratgeber Stress und Stressbewältigung. Informationen für Betroffene und Angehörige*. Zugriff am 17.07.2024. Verfügbar unter: https://pubengine2.s3.eu-central-1.amazonaws.com/preview/99.110005/9783840928246_preview.pdf

Steinkamp, N., Gordijn, B. (2000). Die Nimwegener Methode für ethische Fallbespre- chungen. *Rheinisches Ärzteblatt,* 5, 22-23.

Stowasser, J. M., Petschenig, M., & Skutsch, F. (1997). *Stowasser. Österreichische Schulausgabe.* Wien: öbv & hpt Verlagsgesellschaft.

Tiret, H. & Knurek, S. (2020). *Strategies to cope with family stress*. Zugriff am 17.07.2024. Verfügbar unter: https://www-canr-msu-edu.translate.goog/news/strategies_to_cope_with_family_stress?_x_tr_sl=en&_x_tr_tl=de&_x_tr_hl=de&_x_tr_pto=rq#:~:text=Think%20about%20what%20gets%20your,to%20you%20and%20your%20family.

Wang, Y., Inglehart, M. R. & Yuan, C. (2022). Impact of Parents' Oral Health Literacy on Their Own and Their Children's Oral Health in Chinese Population. *Frontiers in Public Health, 10,* 1-8. doi: 0.3389/fpub.2022.809568

Weber, S. T. & Wernitz, F. (2021). *Die Inhaltsanalyse nach Mayring als Auswertungsmethode für wissenschaftliche Interviews.* Zugriff am 07.02.2024. Verfügbar unter https://www.econstor.eu/bitstream/10419/235486/1/1761173804.pdf

Wirtschaftskammer Wien (WKO) (2018). *Datenschutz – Grundverordnung. Das neue Datenschutzrecht und seine Anwendung in der Markt- und Meinungsforschung*. Zugriff am 08.04.2024. Verfügbar unter https://www.wko.at/wien/information-consulting/werbung-marktkommunikation/broschuere-rechtsgutachten-internet--final.pdf

Wirtz, M. A. (o.J.) *Qualitative Rekrutierungsverfahren*. Zugriff am 06.02.2024. Verfügbar unter https://dorsch.hogrefe.com/stichwort/qualitative-rekrutierungsverfahren

World Health Organization (WHO) (2019). *Ending childhood dental caries. WHO Implementation manual*. Zugriff am 02.09.2023. Verfügbar unter https://apps.who.int/iris/bitstream/handle/10665/330643/9789240000056-eng.pdf?sequence=1&isAllowed=y

World Health Organization (WHO) (2022). *Global oral health status report. Towards universal health coverage for oral health by 2030*. Zugriff am 06.09.2023. Verfügbar unter https://apps.who.int/iris/handle/10665/364538

Xiao, J., Alkhers, N., Kopycka- Kedzierawski, D. T., Billings, R. J., Wu, T. T., Castillo, D. A., ... Eliav, E. (2019). Prenatal Oral Health Care and Early Childhood Caries Prevention: A Systematic Review and Meta-analysis. *Caries Research, 53*(4), 411-421.

Kolibri 360 GmbH
Ferdinand-Jühlke-Straße 7
99095 Erfurt, Deutschland
produktsicherheit@kolibri360.de

Druck:
CPI Druckdienstleistungen GmbH
im Auftrag der
Kolibri 360 GmbH
Ferdinand-Jühlke-Str. 7
99095 Erfurt